OS 4 PILARES DA SAÚDE

Matheus Macêdo

OS 4 PILARES DA SAÚDE

Como a medicina milenar do Ayurveda já ajudou milhões de pessoas e também pode ajudar você

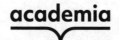

Copyright © Matheus Macêdo, 2023
Copyright © Editora Planeta do Brasil, 2023
Todos os direitos reservados.

Preparação: Valquíria Matiolli
Revisão: Fernanda França e Tamiris Sene
Diagramação e projeto gráfico: Vivian Valli
Capa: Estúdio Insólito

O conteúdo a seguir é baseado nas experiências profissionais e estudos do autor. Seu objetivo é fornecer material útil e informativo sobre os assuntos abordados e de maneira alguma substitui aconselhamento médico ou psicológico.

DADOS INTERNACIONAIS DE CATALOGAÇÃO NA PUBLICAÇÃO (CIP)
ANGÉLICA ILACQUA CRB-8/7057

Macêdo, Matheus
  Os 4 pilares da saúde: como a medicina milenar do Ayurveda já ajudou milhões de pessoas e também pode ajudar você / Matheus Macêdo. - São Paulo: Planeta do Brasil, 2023.
  208 p.

  ISBN 978-85-422-2249-4

  1. Medicina alternativa 2. Medicina ayurvédica I. Título

23-2413   CDD 615

Índice para catálogo sistemático:
1. Medicina alternativa

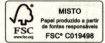

Ao escolher este livro, você está apoiando o manejo responsável das florestas do mundo

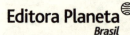

Este livro foi composto em Fairfield LH, Rollerscript Rough, Capitol e Ofelia Text e Impresso pela Geográfica para a Editora Planeta do Brasil em junho de 2023.

2023
Todos os direitos desta edição reservados à
EDITORA PLANETA DO BRASIL LTDA.
Rua Bela Cintra, 986 – 4º andar
01415-002 – Consolação – São Paulo-SP
www.planetadelivros.com.br
faleconosco@editoraplaneta.com.br

"No atendimento aos meus pacientes, fui entendendo que a medicina curativa que aprendi na faculdade pedia mais ferramentas, e encontrei no Ayurveda um olhar para compreender que a doença é apenas um estágio, construída ao longo do tempo, e de maneira individual, levando em conta as experiências emocionais e o ambiente. Sendo assim, acredito na medicina de soma."

DRA. ALESSANDRA RASCOVSKI,
MÉDICA ENDOCRINOLOGISTA

"O Ayurveda me transformou como pessoa e como médica. E não foi ditando regras. Foi ensinando o autoconhecimento e a auto-observação que me permitiram fazer escolhas mais conscientes. Conhecimento é liberdade. Hoje consigo transformar milhares de vidas com essa medicina milenar. E Matheus, através do Vida Veda, faz parte dessa minha formação e olhar diferenciado dentro da medicina."

DRA. GÉSSICA ANDRADE,
MÉDICA ENDOCRINOLOGISTA

"A medicina moderna vem estudando e comprovando a importância do estilo de vida na saúde humana, um conhecimento que o Ayurveda já propaga há milhares de anos. O Ayurveda complementou o meu conhecimento sobre a medicina moderna, trazendo muitos benefícios para a minha vida e para a dos meus pacientes."

DR. RICARDO BALSIMELLI,
ESPECIALISTA EM MEDICINA CHINESA, ORTOMOLECULAR E AYURVEDA

"O Ayurveda chegou em mim devagar, reequilibrando minha saúde física e mental. Esse processo foi muito transformador e refletiu de forma tão intensa na minha vida que fiz dele a minha profissão."

FÁBIA TARNAVARO,
FARMACÊUTICA E TERAPEUTA AYURVÉDICA

"O Ayurveda sempre me despertou curiosidade, mas ao mesmo tempo parecia distante da minha realidade. Quando decidi estudar, vi que a inclusão de simples práticas era capaz de transformar vidas e eliminar sintomas que a nutrição convencional não solucionava sozinha. Hoje, é indispensável para mim conciliar a nutrição moderna com os preceitos ayurvédicos."

SAMARA DIAS,
NUTRICIONISTA CLÍNICA, ESPORTIVA E AYURVÉDICA

A Marília Chaves,
sem a qual este livro não teria existido.

SUMÁRIO

INTRODUÇÃO. COMO EU VIM PARAR AQUI?......................11

PARTE 1. OS QUATRO PILARES...........19
CAPÍTULO 1. RADICALISMO.....................21
CAPÍTULO 2. O QUE É ESTAR DOENTE?...............35
CAPÍTULO 3. VAMOS FALAR SOBRE DOSHAS 49

PARTE 2. ENTREGA.....................69
CAPÍTULO 4. PESADELOS.....................71
CAPÍTULO 5. SONHOS 85

PARTE 3. PRIORIDADES.....................105
CAPÍTULO 6. ESCOLHEMOS TODOS OS DIAS 107
CAPÍTULO 7. A DESCOBERTA DO FOGO.................121

PARTE 4. DESCONFORTO.....................133
CAPÍTULO 8. O PRAZER DO DESCONFORTO........135
CAPÍTULO 9. USE OU PERCA.....................149

PARTE 5. PRESENÇA.....................167
CAPÍTULO 10. SETE ANOS NA ÍNDIA.....................169
CAPÍTULO 11. A VIDA EM ALTA DEFINIÇÃO............181
CAPÍTULO 12. SAÚDE É LIBERDADE.....................193

INTRODUÇÃO

Como eu vim parar aqui?

Responda com sinceridade: você já teve um daqueles momentos de se sentar no chão, olhar em volta e se perguntar: *Meu Deus do céu, o que eu fiz da minha vida?* Eu acredito que todos nós temos pelo menos um momento assim ao longo da existência – e eu não sou diferente, mas o meu momento tem muito a ver com a existência deste livro.

Eu havia acabado de sair de uma jornada de voos de quase quarenta horas para chegar a Jamnagar, uma cidade na costa oeste da Índia, que quase faz fronteira com o Paquistão. Três meses antes disso, eu nem sabia onde ficava Jamnagar... Na verdade, eu já tinha viajado muito, mas nunca para a Índia. Agora, eu olhava em volta e só via um quarto sujo, com o perdão da palavra, nojento para os padrões brasileiros, com uma cama pequena, uma cadeira de plástico e uma mesa.

O que eu fiz da minha vida?

Eu olhava em volta e continuava me perguntando. Em meio àquela crise de ansiedade, fecho os olhos, respiro fundo e repasso os últimos meses. Eu tinha uma empresa, uma namorada e morava em Ipanema, no Rio de Janeiro, que era o lugar dos meus sonhos. Fazia kung fu na Lagoa Rodrigo de Freitas, ganhava dinheiro, ia à praia, tinha amigos. Abro os olhos e estou em Jamnagar, prestes a completar 30 anos, e no dia seguinte começaria a faculdade de medicina naquele buraco no fim do mundo. Será que eu enlouqueci? Por que eu fiz isso mesmo?

No fundo, eu sabia exatamente por que tinha feito aquilo. Aos 28 anos, quase oito anos depois de ter morado na China, tive uma crise. Sabe quando você começa a se perguntar por que faz aquilo que faz? Eu sempre tive uma inclinação por ser médico, mas, na época do vestibular, não estava certo dessa opção e prestei para cursos diferentes em universidades diferentes. Acabei não passando para medicina na Universidade Estadual de Campinas (Unicamp), mas passei para direito na Universidade do Estado do Rio de Janeiro (UERJ), na qual me formei advogado – essa história vou contar daqui a pouco –, e acabei trabalhando com comércio internacional.

Como acreditava que não dava para realizar todos os meus sonhos, como trabalhar na ONG Médicos Sem Fronteiras, pensei de forma pragmática: *então tudo bem, vou ganhar dinheiro e viajar pelo mundo*. E quem nunca pensou assim? Morando no Rio de Janeiro, com a empresa funcionando, eu tinha realizado o objetivo inicial... mas não estava feliz. O pragmatismo não funcionou do jeito que eu pensava.

Atravessei um ano com essa sensação de desconforto até os 29 anos, quando finalmente saí da negação e parei para reavaliar a minha vida. Comecei a olhar para tanta coisa, para quem eu tinha tentado ser, para quem era naquele momento, e percebi que seria impossível continuar mais dez anos apenas acordando todos os dias e trabalhando por dinheiro (nada de errado nisso, mas, na minha experiência, isso acabou me deixando com uma sensação constante de vazio). A verdade é que eu não ia aguentar nem mais um ano sequer, muito menos dez anos. Eu vivia sem propósito, de "refresco em refresco": uma perspectiva de um grande contrato, uma viagem, um dia na praia, um treino. Mas eu não sabia mais quem eu era nem o que me motivava a sair da cama pela manhã. E sucesso sem realização é o maior fracasso do mundo. Parece aquele brinquedo que eu queria muito quando criança e pedia o ano inteiro de presente de Natal, mas, quando o ganhava, enjoava completamente de brincar em menos de meia hora.

Parei para pensar em mim, em quem eu tinha sido, naquela criança, naquele adolescente, no jovem prestando vestibular. E o sonho da medicina voltou. Eu tinha me esquecido do quanto já havia sonhado com aquilo. Do quanto era apaixonado pelo tema da saúde, pela possibilidade de ajudar as pessoas. Parece que uma lâmpada acendeu na minha cabeça e eu sabia exatamente o que tinha que fazer. Entrei na minha caixa de entrada do Hotmail, buscando um e-mail que eu tinha recebido em 2005 da Gujarat Ayurved University, uma universidade que ficava na Índia (país que eu, até então, só tinha visto em filmes). Nessa época, eu tinha 21 anos e morava em um monastério no Nepal, um país ao norte da Índia, tirando um ano sabático da faculdade de direito que tinha passado a detestar. Nesse monastério, ouvi falar sobre a possibilidade de me formar em Ayurveda, um sistema milenar de medicina. No mesmo momento, enviei um e-mail para essa universidade pedindo mais informações e recebi da secretaria os detalhes, incluindo o custo de milhares de dólares que eu não conseguiria pagar de jeito nenhum. Por não ter condições de avançar com o projeto de estudar na Índia, engavetei o plano e a vida seguiu. Oito anos depois, no dia 13 de outubro de 2013, respondi a esse mesmo e-mail da secretaria, mandando aquele "Oi, sumida" para a faculdade dos meus sonhos, perguntando sobre o BAMS, o bacharelado em medicina e cirurgia ayurvédicas. A maior surpresa foi receber uma pronta resposta. Dois dias depois, recebi: "Olha, ainda tem uma vaga para o curso deste ano, mas você tem uma semana para pagar tudo, mandar todos os documentos e as aulas começam em trinta dias".

Corri para mandar tudo, mas aquela semana aparentemente caótica era só o começo. Fechei minha empresa, vendi tudo que eu tinha, entreguei meu apartamento, conversei com minha namorada, contei para a minha família – e todos reagiram muito bem. Parece que todo mundo me respondia com um "até que enfim você vai fazer o que sempre devia ter feito". Fiz a mochila e depois de exatamente um mês daquele e-mail, estava sentado no dormitório estudantil mais sujo que já tinha visto na vida. Eu nunca tinha feito nenhum curso de Ayurveda, tampouco lido algum livro inteiro sobre o tema. Aquele era o início do sonho, mas na hora – e nos primeiros três meses – estava mais para pesadelo. Ao fim de sete anos, eu me tornaria o que sou hoje, um vaidya, o título que os médicos ayurvédicos carregam.

Mas, por mais que a gente queira se enganar, não existe mudança de vida suave. Naquele momento, olhando para o quarto, enchendo baldes e mais baldes de água para tentar limpar aquele lugar, eu só conseguia pensar: *Meu Deus, o que foi que eu fiz? Será que eu enlouqueci?*

TALVEZ A SUA JAMNAGAR ESTEJA ACONTECENDO AGORA

Se você chegou até este livro, provavelmente sentiu algum tipo de chamado. Talvez tenha começado a questionar seus hábitos, sua saúde e entendeu que era o momento de buscar um jeito de curar as suas dores para viver melhor. O Ayurveda se apresenta assim para muita gente: a promessa de alívio para dores que a medicina moderna já aceita como normais, prescrevendo remédios para o resto da vida. Ou talvez este seja o momento em que você está sentado ou sentada, olhando em volta e pensando: *Meu Deus, o que foi que eu fiz? O que fiz com meu corpo? O que fiz com a minha mente? Com o meu emocional? Com meus relacionamentos? Como foi que cheguei até aqui?* Eu entendo exatamente essa sensação, pode acreditar.

E talvez você goste desses temas e não tenha nenhum problema específico, mas está escutando o chamado da mudança, como um dia eu escutei. E é por isso que me senti tão inspirado a escrever este livro: para dividir com você a minha história, os ensinamentos básicos para você começar a estudar Ayurveda e, quem sabe, para que eu possa participar de alguma forma dessa transformação na sua vida.

Ayurveda é saúde, aquela coisa que todo mundo deseja, mas, inexplicavelmente, só valoriza quando perde. Todos nós sabemos que saúde é importante, afinal, sem ela não se faz nada, literalmente não levantamos da cama. Ao mesmo tempo que sabemos dessa importância, sentimos muita dificuldade de cuidar da nossa saúde. Marcar aqueles exames, acordar cedo e fazer exercícios todos os dias, comer mais alimentos frescos, cuidar dos nossos hábitos.

A saúde vai se tornando menos prioritária em relação ao trabalho, às obrigações sociais e ao conforto. Mas, ainda assim, desejamos saúde, porque sabemos que é importante. Quando uma criança vem ao mundo, tudo que os pais pedem é que venha com saúde. Inclusive, quando se trata de crianças, temos muita clareza de que a saúde é prioridade. Nada de comer "porcaria", precisa dormir, precisa ter rotina, precisa ter lazer, precisa ir ao banheiro regularmente, precisa de passeio e relaxamento. É incrível como colocamos a saúde das crianças como prioridade absoluta, enquanto a dos adultos não passa de... um desejo.

Agora deixa eu te perguntar umas coisas: como é que você está hoje? Você já tirou um momento para prestar atenção às suas necessidades? Acordou bem ou estava cansado? Quando termina de comer, se sente bem ou fica pesado, precisando dormir? Você consegue se concentrar no seu trabalho ou fica "sonhando"? Isso é saúde também. Hoje pode ser o dia perfeito para começar a prestar atenção nisso.

Aliás, já que estamos questionando, você deixaria uma criança que estivesse sob os seus cuidados viver a vida que você vive? Ou acharia que aquele menininho ou menininha está sendo negligenciado(a)? Sem lazer, sem sono, comendo "besteira"? Trago esse questionamento porque ao longo da vida vamos deixando de nos ver como as crianças que fomos um dia. Com o potencial, o cuidado e o carinho que merecemos.

O meu caminho para o Ayurveda foi um pouco diferente, porque eu não precisei ficar doente. E, seja por destino, seja por coincidência, o Ayurveda apareceu na minha vida. Se você pegou este livro para folhear, provavelmente já sabe o que é Ayurveda. Mas vale a explicação para quem caiu aqui de paraquedas: Ayurveda é um sistema de saúde milenar. Em sânscrito *Ayu* significa *vida*, e *Veda*, *ciência* ou *conhecimento*. A ciência ou o conhecimento a respeito da vida é Ayurveda.

O Ayurveda surgiu na Índia há mais de 4 mil anos, e eu estudo o chamado Ayurveda baseado nos Samhitas, que são os textos mais antigos da ciência ayurvédica, as fontes originais. Esses textos não são a única maneira de aprender Ayurveda, mas são a maneira que aprendi na faculdade na Índia e com meus gurus – mas disso ainda vamos falar bastante, não é hora de dar spoiler.

Como sempre vivi em busca de hábitos de saúde, foi natural ter começado a me aproximar do Ayurveda. Depois de passar por esse momento de choque no primeiro dia em Jamnagar, morei na Índia por quase sete anos. Fiz as pazes com o meu dormitório e fui o primeiro brasileiro a concluir o BAMS (Bacharelado em Ayurveda, Medicina e Cirurgia). Faço parte da Ayurveda Academy de Bangalore e sou do corpo clínico do hospital Vaidyagrama, em Coimbatore. Pude fazer estágios clínicos em diversas universidades na Índia, como a SDM Hassan, assim como nos Estados Unidos, na TrueNorth Health Center em Santa Rosa, Califórnia.

Desde que entrei na faculdade de medicina, nunca mais enxerguei outro caminho que não fosse devolver para as pessoas todos os privilégios que tive na vida com o conhecimento, a atenção médica e a cura. Hoje, viajo pelo mundo e busco trazer o conhecimento do Ayurveda baseado nos textos clássicos milenares para todos que eu puder alcançar, tanto em sessões individuais quanto em grupo, por meio da minha plataforma, o Vida Veda. Já são milhares de pessoas atendidas pelas consultas e pelos nossos cursos, além das centenas de milhares que estudam conosco nas nossas redes sociais. Aprendi a buscar a causa das dores dos pacientes e vivenciei como o Ayurveda pode atuar de forma integrada a outros sistemas de medicina e de nutrição para benefício das pessoas.

Este livro existe como parte da busca por facilitar o Ayurveda para o grande público. Ao longo da minha formação médica e da minha prática clínica, entendi que a forma mais fácil de apresentá-lo é ensinando os 4 Pilares da Saúde, os quais vamos tratar aqui com objetividade, mas também com muita história. Vou compartilhar com você não só o meu caminho, mas também o de outras pessoas que hoje formam a Comunidade do Vida Veda, chamada de Nilaya, mas também presente nas redes sociais, como YouTube e Instagram.

Se venho aqui hoje me expor nestas páginas, assim como faço todos os dias na internet, é porque vivenciei com meus pacientes e alunos o tamanho da mudança que o Ayurveda pode proporcionar e quero convidar você a fazer uma opção por uma vida mais plena. Chega de só *desejar* a saúde. É mais fácil do que parece se abrir para um novo jeito de enxergar seu corpo e a sua mente, assim como o contexto do qual você faz parte. Enxergar que é possível viver a tranquilidade de um sono restaurador, ter um corpo cheio de energia e atenção plena para realmente estar presente na vida que sempre esteve aí. Sem agressividade, sem dietas malucas, sem regras ou dogmas e sem restrições.

Daqui, sentado no chão do dormitório estudantil, eu o convido a seguir. Que a minha história encontre a sua e que os 4 Pilares da Saúde sejam o ponto de virada para você como foram para mim e para milhares de outras pessoas.

PARTE 1

OS QUATRO PILARES

CAPÍTULO 1

Radicalismo

"Eu sou o mestre do meu destino.
Eu sou o capitão de minha alma."
William E. Henley

Quero começar este capítulo contando sobre o fluxo da semana da Ana, uma mulher de 38 anos que trabalha com marketing em uma grande empresa, cuja carreira vai bem, mas não sem muito sacrifício, claro. Todos os dias ela acorda cedo, com o despertador gritando às 6h, e aperta o modo soneca uma, duas, no máximo três vezes, ou vai perder a hora. É aquele acordar no susto, ainda com muito sono, o clássico "acordei, mas a alma ainda não voltou para o corpo". Ela olha o celular, dá uma passada rápida pelas redes sociais... de mais ou menos meia hora, vê as mensagens que recebeu e responde as que consegue. Entra no banho, se arruma, escolhe uma roupa e toma um café preto – quando finalmente acorda – com um pão na chapa, antes de sair para o trabalho. Das 9h às 19h, pode esquecer a Ana. O trabalho é um incêndio atrás do outro, com uma pausa para tomar mais um café no meio da manhã e comer um iogurte que ela já leva para o trabalho, para, como ela mesma diz, "evitar comer besteira".

A pausa para o almoço muitas vezes não acontece, afinal, em época de planejamento, é comum pedir alguma coisa e comer na mesa mesmo. Mas, na maioria dos dias, ela desce com os colegas para um dos restaurantes lotados do entorno do escritório. Ela faz o melhor para montar um prato balanceado em um restaurante por quilo, afinal não é inconsequente, sabe que salada é importante e que precisa comer legumes todos os dias. Para não exagerar no açúcar, ainda pede um refrigerante "zero" para acompanhar o almoço, mas não resiste a um docinho em seguida. De volta ao escritório, ela sempre está morrendo de sono, o corpo quer descansar, mas é justo nesse momento em que acontecem a maioria das reuniões. Ana toma um café forte e continua, até bater aquela fominha da tarde, que ela mata com uma barra de cereal e duas bolachinhas. Quando sai do trabalho, ela está exausta, e demora ainda uma hora para chegar em casa, perto das 20h. Ela toma um banho, tira uma torta integral de frango do freezer e coloca para esquentar no micro-ondas. Às 21h, ela janta, fala com o namorado, passa um tempo olhando o celular, respondendo a mensagens, e-mails e tantas demandas. Ela tenta marcar as coisas que precisa para o dia seguinte, recolhe os documentos do imposto de renda, foge da reunião de condomínio do prédio, liga a televisão para assistir a um episódio de série e vai dormir por volta da meia-noite, não sem antes olhar um pouco as redes sociais na cama, para pegar no sono e recomeçar tudo de novo às 6h do dia seguinte.

Todos os dias, Ana se cobra por não estar fazendo uma atividade física, e durante algumas épocas até conseguiu. Ela ia para a academia na hora do almoço no trabalho ou assim que saía da empresa, mas aí o cansaço triplicava e parecia que o dia não rendia mais, fora ter que carregar a bolsa de ginástica para todo lado. Não tinha como dar conta de tudo, e o exercício ficou para quando viesse um momento mais calmo da vida. Sábado e domingo ela está exausta, claro, precisando dormir. Ainda mais porque na sexta sempre tem o happy hour com o namorado e os amigos, e, com a bebida, vem a ressaca do sábado. No domingo, ela almoça com os pais e, como sempre sobra comida, leva para casa, assim já não precisa cozinhar nos dias seguintes. Na noite de domingo, sem sentir aquela culpa de estar sendo produtiva, ela ainda passa mais tempo no celular, vendo as redes sociais, e assiste a outros seriados com o namorado. Alguns dias, esse é o momento mais gostoso da semana, outras vezes já dá para sentir um pouco da pressão de ter que recomeçar no dia seguinte. E assim o tempo vai passando.

Não podemos dizer que Ana não se preocupa com a saúde, mas ela tem tantas demandas mais urgentes que isso acaba se tornando um pano de fundo. Ela olha para o que pode, para o prato da comida, para quanto açúcar está consumindo, para o iogurte e a barrinha de cereal no escritório porque sabe que não pode viver de coxinha de frango com catupiry e barra de chocolate. Mas ela sempre está cansada, se sente indisposta e não consegue se lembrar da última vez em que alongou o corpo inteiro ou que passou um dia sem tomar café (existe vida sem café?). Ana vive uma vida normal, comum, se considera saudável, se não fossem as crises de sinusite e rinite típicas de quem vive na cidade grande. Mas, nessa toada, um dia, ao fazer exames de rotina, ela descobre que seus níveis de colesterol estão altos e recebe uma indicação do médico para cortar o leite da dieta, que, segundo ele, poderia estar ligado às crises de sinusite. Quando ela avisa que prefere evitar remédios, o médico então lhe sugere três mudanças de estilo de vida: 1) realizar atividade física diariamente; 2) fazer a própria comida fresquinha todos os dias e eliminar os congelados; e 3) cortar todos os laticínios. Diante dessas recomendações, ela só consegue pensar: *Que radicalismo! Desse jeito eu vou viver para cuidar da minha saúde, não dá tempo para mais nada.*

Muitas vezes entramos no fluxo da vida e esquecemos que temos um corpo, não priorizamos essa casa que nos acolhe em todos os momentos. Viver para esse corpo, que é justamente quem sustenta a nossa vida, parece algo sem sentido. Tudo parece mais importante do que cuidar dessa casa, principalmente nossas obrigações profissionais e sociais. A verdade é que vivemos vidas comuns que não são exatamente normais, porque não é normal você acordar sempre sem energia, ter crises de sinusite, comer congelados todo dia e beber líquidos que na verdade pioram a saúde, como os refrigerantes. Existem hábitos que nós normalizamos como sociedade, mas que geram sofrimento para o corpo e para a mente. E, se existe sofrimento, para o Ayurveda você está doente. Essa é a definição ayurvédica de doença.

O QUE NÓS QUEREMOS DE FATO?

Ana é uma junção de pessoas que atendi e que sigo atendendo. Ela representa centenas ou milhares de alunas e alunos do Vida Veda com quem tenho conversado ao longo dos anos. Ela deseja ter saúde, mas, quando precisa fazer mudanças de vida, rejeita qualquer tipo de radicalismo. Mas o que é radicalismo? Ter um câncer antes dos 50 anos? Ou desenvolver pressão alta, colesterol, diabetes, as famosas doenças de estilo de vida, que hoje são recorde de internações? Na verdade, pessoas que vivem a vida comum de Ana não estão querendo sabotar a sua saúde. Elas estão fazendo o melhor que podem, estão fazendo tudo o que conseguem enxergar dentro das suas prioridades, dentro do conhecimento que têm. O problema é que elas acreditam que algumas concessões não podem fazer tão mal assim.

Agora eu vou lhe contar outra história, a do Matheus (eu mesmo!), de 15 anos. Em algum momento da minha vida de adolescente carioca de classe média, o Daniel, um dos meus amigos, começou a fazer caratê, e você sabe como funciona o adolescente, né? Quando um vai, a turminha toda vai junto. Então comecei a fazer caratê com meus amigos e gostei muito. Estudava com o professor Ugo Arrigoni, um nome forte do caratê shotokan na época. Acabei me envolvendo bastante e, a partir daí, a minha vida mudou para sempre. O caratê me abriu portas não só para a atividade física, mas também para tudo que vinha do Oriente. Eu comecei a ler muito, me interessar por budismo, e isso me levou a fazer ioga e tai chi chuan em grupos na rua – e no Rio de Janeiro, naquela época, as únicas pessoas que faziam isso eram eu e um grupo de senhorinhas, às seis horas da manhã. Comecei a praticar hataioga e ler incansavelmente sobre budismo, o que me trouxe uma consciência que me fez querer ser vegetariano. Mesmo sem a menor noção quanto a isso, um dia eu só me sentei para almoçar e não comi o bife, para o desespero da minha família. Comecei no vegetarianismo sendo o vegetariano mais torto possível, muitas vezes abrindo exceções para peixes e frango, em outras sem saber direito o que comer e exagerando no queijo mesmo, só pela consciência que eu tomei de que não queria mais comer animais. Sem acompanhamento profissional, não tinha ideia do que estava fazendo.

Para a minha família, eu já estava me tornando um extraterrestre, e eles se preocupavam muito com esse adolescente que passava o dia inteiro lendo, não queria mais comer carne e fazia tai chi de manhã na praia. Eu adorava! Era feliz dentro da minha confusão e lia sobre filosofia para tentar me entender, primeiro algo como *O Mundo de Sofia*, para em seguida encarar *Assim Falou Zaratustra*. Eu não queria fazer as coisas que a normalidade pregava e que meus pais esperavam. Típico adolescente mesmo. E, para você ver a força que o ideal de normalidade tem sobre as pessoas, acho que meus pais esperavam com mais tranquilidade uma primeira bebedeira do que o comportamento que eu tinha aos 15 anos. Se eu desse problema, como aqueles clássicos de ir mal na escola, ter companhias duvidosas, passar por várias namoradinhas, sair sem dar satisfação, minha mãe talvez teria dormido melhor naquela fase. Mas, em vez disso, eu era um nerd que passava o dia todo em casa lendo, ora sobre kundalini ioga, ora sobre a vida do Conde de Saint Germain. A família da minha mãe é de origem portuguesa e a do meu pai veio para o Rio de Janeiro de Maceió. Dos dois lados, saúde infantil tinha a ver com as crianças estarem bem nutridas, crescendo fortes e comendo bem. Dos dois lados, ser vegetariano era bem estranho.

Além de não estar dentro da normalidade, para a minha família eu era radical. Mas, depois que eu descobri coisas que estavam alinhadas com o que eu queria para a minha vida, não tinha mais como voltar atrás, por mais zoação que eu recebesse dos meus amigos ou reprovação dos meus pais. Aquilo era o que estava me alimentando, por que eu ia parar? Só por pressão para ser mais "normal"? E por acaso existe qualquer adolescente no mundo que se sinta normal?

Na verdade, a maioria das pessoas vive uma briga interna entre o que realmente gosta e o que acha que deveria gostar e dá um jeito de silenciar essa briga logo na adolescência porque o conflito interno dá muito trabalho. A sociedade é forte, é poderosa e exige comportamentos de nós. Passar o tempo questionando essas demandas do cotidiano pode ser exaustivo. Mas, se nós obedecemos cegamente às pressões sociais e não escutamos o nosso corpo e a nossa vontade por muito tempo, acabamos perdendo a capacidade de entender nossas necessidades verdadeiras. Com isso, perdemos contato também com os sinais de perigo que nosso corpo e nossa mente enviam para nos proteger. Não percebemos nosso adoecimento, não enxergamos o que nos causa mal-estar, o que traz ansiedade, o que deprime, o que nos deixa menos felizes do que poderíamos ser.

É como se todos nós fossemos os capitães dos nossos próprios barcos. Muitos de nós navegamos sem ter muita noção do destino em que queremos chegar ou, então, temos um destino muito abstrato, como "ser feliz" e "ter saúde", o que torna as decisões cotidianas um pouco mais difíceis. Então vamos deixando esse barco sair de curso, mas sempre com a promessa de que daqui a pouco ele pode ser corrigido. Por exemplo, se eu estou no leme de um barco e a minha bússola está a cinco graus a mais ou a menos do sentido no qual eu deveria estar navegando, no curto prazo as coisas não mudam tanto, os detalhes não fazem muita diferença. A sensação que vai ficando é de que a qualquer momento eu posso corrigir a rota e compensar a distância perdida. E por isso que acabamos acreditando que uma noite maldormida ou uma semana inteira de comida congelada não importam tanto, considerando o contexto mais amplo da vida.

A maioria das pessoas pensa: *Ok, estou a cinco graus para lá, mas depois venho cinco graus para cá, agora vamos vinte graus para lá, zero grau para cá... não faz tanta diferença.* Esse raciocínio faz sentido, depois de uma semana ou duas, porque realmente você não vê grandes alterações de saúde. Mas depois de um ano, depois de cinco anos, você vai se afastando do seu destino de tal maneira que cinco graus na bússola pode ser a diferença entre sair do Brasil e chegar ao Marrocos ou a Portugal. Se você não tiver cuidado com o quão alinhada está a sua bússola, depois não pode se assustar para onde o destino o levou.

E, como seres humanos, precisamos assumir que temos muito critério na hora de colher os frutos das nossas atitudes, mas um pouco menos de rigor na hora de plantar. Na hora de colher, a pessoa chega na árvore e reclama: "Ai, meu Deus, manga de novo? Mais manga? Eu queria tanto maçã". Mas entenda: o que determina se você vai colher manga ou maçã não é a árvore na hora que ela dá o fruto. O momento de decidir sobre a fruta que você quer comer é na hora que você planta. E isso aconteceu dez anos atrás, às vezes vinte. Assim também funciona o destino que seu barco vai chegar. A diferença, no curto prazo, do ângulo da bússola, é muito pequena, assim como pode ser do tipo da semente. Mas são duas analogias para dizer que, quanto mais tempo passa, maior fica essa distância entre o que queremos colher no futuro e o que estamos semeando agora.

A maioria das doenças que mais matam hoje são crônicas. *Cronos* significa tempo, ou seja, doença crônica não acontece de um dia para o outro, é algo que pode demorar décadas para se desenvolver. Vamos pensar no exemplo do colesterol, que pode ser oxidado na corrente sanguínea e gerar um processo chamado aterosclerose, que nada mais é que o depósito de placas de gordura em uma artéria, provocando seu entupimento aos poucos.

No último estudo que vi, por exemplo, de prevalência de aterosclerose, eles pegaram crianças, adolescentes, jovens e adultos nos Estados Unidos que tinham falecido por outras causas e avaliaram a presença dessa condição. O que eles perceberam foi que em 100% dos corpos das pessoas estudadas acima de 10 anos havia formação de aterosclerose. Quer dizer que, se o seu filho tem mais de 10 anos e segue uma dieta e um estilo de vida parecidos com o típico estadunidense, existe 100% de chance de ele já ter uma formação de aterosclerose.[1]

E a gente sabe que isso tem a ver com a dieta das pessoas, que infelizmente é a maior vilã hoje em dia. Só que a criança que apresenta aterosclerose cedo não morre de infarto aos 15 ou 25 anos. Aos 30, já começamos a ver sinais de problema. Aos 40 ou 50, a incidência de problemas cardiovasculares aumenta consideravelmente.

---

1 MI HONG, Y. Atherosclerotic cardiovascular disease beginning in childhood. *Korean Circ J.* v. 40, n. 1, pp. 1-9, 2010. Disponível em: <https://www.ncbi.nlm.nih.gov/pmc/articles/PMC2812791/>. Acesso em: 6 jan. 2023.

Aos 60 anos ou mais, quase todo mundo que você conhece vai ter algum problema de saúde associado com alimentação e estilo de vida. Essas doenças não começaram depois dos 50 anos, percebe? Quando alguém tem um episódio cardiovascular, não pode pensar: *O que eu comi anteontem que me gerou isso?* Não foi anteontem nem uma refeição que acabaram desencadeando uma crise aguda ou súbita. Pelo contrário, a maioria das doenças que mais resultam em óbito atualmente crescem silenciosamente por décadas de acordo com o que você está semeando no seu corpo.

Isso fica muito evidente em doenças que acometem a maioria dos seres humanos, como as cardiovasculares e o câncer, dois grupos de doenças crônicas. Você começa, por exemplo, a ter uma célula cancerígena quando é bem jovem, e essa célula se multiplica até chegar a mais ou menos 10 milhões de células – que é mais ou menos o tamanho da ponta de uma caneta. Nesse momento, começa um processo chamado angiogênese, que é a criação de vasos sanguíneos: o seu corpo começa a formar vasos sanguíneos para alimentar aquela célula.

As células pedem nutrição para o corpo, e ele dá. E você continua alimentando essa célula do tamanho da ponta da caneta até que ela vira uma bolota, se parte, se espalha pelo seu corpo e faz o que a gente chama de metástase. Esse processo pode demorar décadas. A maioria das pessoas não adquire câncer no verão passado e morre da doença neste verão, não é assim que funciona na maioria dos casos. Até no caso de um câncer extremamente agressivo ele pode não ser detectável ainda, mas já pode estar aí no seu corpo. E você pode interferir no desenvolvimento dessa célula corrompida com o estilo de vida que leva. Sabemos que a doença também atinge pessoas que se preocupam com a saúde e que para muitos casos não há explicação, mas se existe uma maneira de evitar que a doença se desenvolva em muitas pessoas, vamos pensar sobre isso. E os hábitos que você nutre hoje podem gerar efeitos no seu corpo daqui a dez ou vinte anos. Tudo isso depende do critério e do cuidado que você tem com a sua bússola. Então, quanto mais claro for o seu objetivo ou destino e quanto mais precisa for sua bússola, mais proveito você pode tirar do que vamos conversar nos próximos capítulos.

Você quer viver mais? Quer viver melhor? Quer evitar ter as mesmas doenças de sua família inteira e que geram muito sofrimento? Quer pegar seus netos no colo, brincar com eles até eles cansarem? Pare um momento para pensar: onde está o seu destino final? Para onde você quer ir?

NUMA SOCIEDADE DOENTE, SER SAUDÁVEL PODE PARECER RADICAL

Você vive em um mundo muito diferente daquele dos seus antepassados. A maioria das pessoas que você conhece hoje vai morrer de doenças de estilo de vida, que podem ser evitadas e até tratadas com mudanças de hábitos alimentares. As três doenças que mais matam segundo a Organização Mundial da Saúde (OMS) são: doença arterial coronariana, acidente vascular cerebral e o conjunto de doenças crônicas respiratórias, como bronquite e enfisema.[2] Quer dizer que a nossa sociedade caminha em uma direção que incentiva determinados hábitos que prejudicam a nossa saúde e encurtam a nossa vida e a de nossos filhos. Em uma sociedade doente, às vezes o saudável pode parecer radical, pode significar romper com uma programação de vida ou viver a socialização, os encontros e celebrações, de um jeito diferente. Pode significar comer coisas diferentes ou dormir e estar acordado em horários diferentes do "normal". A verdade é que eu estou tranquilo em ser tachado de radical, porque, se o normal é morrer de doenças crônicas que poderiam ser evitadas, eu quero estar longe desse negócio. Se o normal é você com 50, 60 anos ter problemas cardiovasculares e câncer, prefiro muito mais ser radical e estar longe dessa realidade, sem dúvida nenhuma.

---

2 WHO. *The top 10 causes of death*, 2020. Disponível em: <https://www.who.int/news-room/fact-sheets/detail/the-top-10-causes-of-death>. Acesso em: 6 jan. 2023.

"EM UMA SOCIEDADE DOENTE, ÀS VEZES O SAUDÁVEL PODE PARECER RADICAL."

A verdade é que nenhuma das nossas decisões é neutra e, como seres dotados de livre-arbítrio, precisamos sempre lidar com essa liberdade. Até mesmo não decidir é uma ação, porque não tomar uma decisão saudável pode significar abrir mão de uma oportunidade de ficar mais saudável. Por exemplo, ficar três horas no Instagram em um domingo preguiçoso pode parecer neutro para você, mas não é. São três horas de um dia limitado, de um recurso (o tempo) absolutamente escasso. Entenda: todas as suas escolhas têm um custo de oportunidade. Com essas mesmas três horas, por exemplo, você poderia ter feito uma hora de exercício, poderia ter lido um livro, poderia ter dormido mais algumas horas! Quando você decide ler este livro aqui, você perdeu a oportunidade de fazer inúmeras outras coisas. Positivas e negativas. Você poderia ter ido a um jantar com amigos no qual você conheceria o amor da sua vida, mas você também perdeu a oportunidade de ter ido a um cassino e perdido todo o seu dinheiro. Então ler este livro não é bom ou ruim por si só.

Como tudo na vida, tomar uma decisão faz parte de uma matriz de escolhas podem mudar completamente os rumos da sua vida. Não acho que ninguém deveria julgar como os outros decidem usar seu tempo, mas acho importante explorarmos neste capítulo a importância dessas decisões na construção da sua vida. Direto ao ponto: o que você está fazendo com as suas oportunidades?

QUAL É O SEU CHUTE NA PAREDE?

Vou lhe contar uma história que, para muitos dos alunos do Vida Veda, é conhecida. Eu tenho um mentor, o dr. Michael Greger, que é um médico de Washington D.C., nos Estados Unidos. Ele está à frente da iniciativa NutritionFacts.org,[3] um grande portal abastecido com o que existe de mais moderno na pesquisa sobre nutrição. É um trabalho tão incrível que, assim que o descobri, me ofereci como voluntário

---

3 NUTRITIONFACTS.ORG. *What is the healthiest diet?* Disponível em: <https://nutritionfacts.org/>. Acesso em: 6 jan. 2023.

e colaborei com eles desde o meu 2º ano da faculdade de medicina. Eu era um dos responsáveis pela legenda em português dos materiais disponibilizados pelo portal. Já tem um tempinho que eu não estou ativo como voluntário lá, mas eu tenho um carinho muito grande pelo NutritionFacts.org, pelos estudos que eles fazem e pela maneira que analisam medicina e nutrição baseada em evidências.

O dr. Michael Greger conta uma historinha que eu adaptei assim: imagine que pela manhã, sem querer, ao caminhar pela sua casa, você dá uma topada na parede. No meio do dia, de forma desatenta, você acaba dando mais um chute na parede. De noite, antes de dormir, mais outro. Claro que isso vai causar dor, então você vai ao médico e fala: "Estou com o dedo inflamado, roxo, doendo à beça, porque dei umas topadas na parede". E ele fala: "Não tem problema, vou lhe passar uma prescrição de analgésico e está resolvido". Pois bem, você compra os remédios e passa a tomá-los de acordo com a prescrição todo dia, três vezes ao dia. O que começou como acidente vira hábito e diariamente seus pés têm um encontro marcado com a parede de casa. Alguma hora, mesmo medicado para não sentir dor, esse hábito vai gerar consequências negativas para os seus pés. Depois de um tempo, talvez o médico que receitou o analgésico tenha que encaminhá-lo para um especialista e considerar uma cirurgia.

Isso pode parecer um exemplo esdrúxulo. "Matheus, ninguém faria um negócio desses. Que absurdo." Intuitivamente, você sabe que de nada adianta essa prescrição de analgésicos sem uma conversa honesta sobre a causa da dor no pé, que são as topadas na parede. Você sabe também que, sem eliminarmos a causa do problema, não adianta nada administrar o analgésico. Mas olhe em volta. A maioria das pessoas faz exatamente isso: elas sofrem consequências das escolhas que tomam, mas buscam soluções paliativas, antídotos e milagres sem considerar a causa do problema.

E essa ideia é muito comum também dentro da prática do Ayurveda. Tem muito disso na prática do "Ayurveda moderno" no Brasil, na Europa, nos Estados Unidos e na Índia. Quando alguém gosta de tomar leite, mas a ingestão dele faz mal, em geral essa pessoa

RADICALISMO

busca o "antídoto ayurvédico" para o leite. E me perguntam: "Seria o cardamomo? Ou a canela? É gengibre que eu preciso botar no leite?". E eu vim contribuir para essa discussão dizendo: não tem antídoto. Se o seu corpo não gosta do leite, ele está fazendo de tudo para lhe dizer com todo carinho para parar de chutar essa parede, para parar de consumir uma coisa que lhe faz mal, e tomar o analgésico só vai mascarar o estrago que você está gerando.

O primeiro passo dentro do tratamento no Ayurveda é parar de fazer o que está gerando o problema. É parar de chutar a parede. Se o seu médico virasse para você e falasse: "Esse dedão roxo, vermelho, pulsando... De onde surgiu esse problema?" e você respondesse "Ah, doutor, é que eu chuto a parede de manhã, à tarde e à noite". E aí o seu médico diria: "Que tal você parar de chutar a parede para a gente ver o que acontece? Eu vou lhe passar o analgésico, a gente vai tratar o seu dedo, mas você precisa eliminar a causa do problema também". A maioria das pessoas responderia com tristeza: "Poxa, doutor, pode pedir qualquer coisa pra mim menos que eu deixe de chutar a parede, já é a hora que eu dou aquela desestressada, sabe? Eu trabalho pra caramba, estou sempre estressado com a minha família, com o meu emprego, com o meu chefe, com a pessoa que trabalha comigo. E aí quando eu dou aquela bicuda na parede eu relaxo de tudo. Não tem outro jeito de tratar isso aqui que seja menos radical?". Isso pode parecer absurdo, mas é exatamente o que vejo acontecer na minha prática clínica todos os dias.

Você pode pensar: *Que loucura, ninguém chuta a parede para relaxar*. Será? Pense com carinho qual é o seu chute na parede. Pode ser comer um monte de doces para relaxar. Talvez seja beber demais para esquecer os problemas. Eu não preciso listar todos os excessos porque todo mundo conhece os seus. Todos os dias interajo com pessoas que cometem algum excesso que sabem que faz mal e a justificativa para isso é algo como: "Ah, eu preciso desestressar alguma hora".

Digamos que você acorda de manhã e está exausto, não é ninguém antes de tomar o seu cafezinho. Você acabou de realizar a atividade que descansa (dormir) e sabe que o dia é, por definição, quando você vai se cansar mais ainda. O café resolve esse problema? Sim, talvez você sinta mais energia após uma golada, mas ele o ajuda a parar de chutar a parede? Talvez você precise avaliar se está dormindo o suficiente e, nesse caso, assistir a séries até tarde pode ser um chute na parede. Eu não tenho nada contra café nem séries, não me entenda mal. A questão aqui é como você interage com as suas escolhas e como elas geram efeitos benéficos ou nocivos para a sua saúde.

Eu quero lhe fazer um convite: a partir de agora, procure entender quais são os seus chutes na parede. Quais são as decisões que você toma no seu dia a dia, às vezes todo santo dia, que sabe que não lhe fazem bem? Quais atitudes você sabe que não o estão levando para um estado de saúde melhor? Essas escolhas que não o ajudam a ter uma vida mais plena, mas que podem ser devidamente justificadas e defendidas. Todos nós temos nossas histórias e subterfúgios para evitar o desconforto de mudar de verdade.

CAPÍTULO 2

O que é estar doente?

"Um passarinho quando aprende a voar
sabe mais de coragem que de voo."
Lucão (@lucaoescritor)

Frequentemente, quando falamos de Ayurveda acontecem algumas confusões. Como para o Ocidente tudo que vem do Oriente é muito diferente, temos a tendência de simplificar e colocar na mesma caixa tudo que vem da Índia, da China ou do Sul da Ásia, por exemplo. Então a maioria das pessoas não sabe bem a diferença entre Ayurveda, hinduísmo, ioga, Vedanta, Taj Mahal e comida apimentada. E, por mais que essas coisas tenham pontos em comum, vale a pena entender como cada uma delas é única e opera dentro de um escopo específico de conhecimento. Então, antes de falarmos mais sobre o que é doença, vamos entender rapidamente o que é Ayurveda.

Como adiantei na introdução, em sânscrito, *Ayu* significa *vida* e *Veda*, *conhecimento*. Assim, o Ayurveda seria *o entendimento da vida*. A vida, na definição ayurvédica, é a união de quatro elementos fundamentais: *sharira*, o corpo físico; *indriya*, os órgãos dos sentidos; *sattva*, a capacidade cognitiva, a mente; e *atma*, ou *avyakta*, aquilo que não pode ser visto e que observa tudo – aquilo que você é de verdade. Então o que o Ayurveda estuda é a vida humana (esses quatro elementos) e a sua interação com o contexto. Isso significa que só vamos estudar plantas ou animais sob a ótica do que eles contribuem para a vida humana e como a afetam.

Costumo definir o Ayurveda como um sistema de medicina científico baseado em diretrizes clínicas, expresso em textos antigos, que passaram por constante revisão de pares ao longo dos anos. Digo que é científico, porque ciência é a capacidade de observar a natureza, formular e testar essas hipóteses para saber se elas são válidas ou não. Esse conceito não é meu, mas do Hasan Ibn al-Haytham (Alhazen), considerado o avô da ciência moderna.

A maioria das pessoas não sabe, mas essa lógica está integralmente presente no processo de desenvolvimento do Ayurveda. Os Samhitas, os textos clássicos milenares ayurvédicos, são compostos de hipóteses que foram testadas e transmitidas de geração em geração. Essas formulações foram questionadas e criticadas ao longo de milhares de anos e reunidas em livros como o *Ashtanga Hrdayam*, o *Charaka Samhita* e o *Sushruta Samhita*, que são transmitidos e comentados por cada nova geração de vaidya (médicos ayurvédicos).

Assim, não se trata de textos que foram escritos em um momento isolado no passado e nunca mais revistos ou questionados, tampouco de algo que foi intuído por um profeta ou pessoa iluminada e que é seguido com base em uma fé. Não tenho nada contra a fé de ninguém, mas o Ayurveda simplesmente não é isso.

Os textos milenares do Ayurveda são a nossa herança. Minha e sua. São o resultado de milhares de anos e milhares de pessoas observando e testando a natureza com o objetivo de compreender melhor o que deixa o ser humano saudável ou doente, feliz ou triste. Na minha opinião, o desenvolvimento da ciência moderna, tanto a medicina quanto a nutrição, nada mais é do que a continuação desse processo de pesquisa.

Vejo uma linha contínua que conecta todo o conhecimento humano, muito mais integrado do que separado. A verdade é que Ayurveda bem-feito é muito mais parecido do que diferente da medicina moderna bem-feita. Da mesma forma, Ayurveda malfeito é bastante parecido com medicina moderna malfeita. Vamos falar mais sobre isso mais para a frente. Mas antes...

O QUE É UMA PESSOA DOENTE?

É impossível falar de saúde sem entrar no tema da doença e da dor. No capítulo anterior, conversamos sobre as armadilhas da normalidade. A verdade é que ela é que nos faz achar que coisas absurdas são comuns, por exemplo, sentir dor de forma frequente. Vamos fazer um experimento: pense agora sobre o que, na sua perspectiva, é uma pessoa doente. O que significa estar doente?

Se você perguntar a um médico, ele poderia dizer que uma pessoa doente é alguém que apresenta sintomas de disfunção fisiológica detectáveis e quantificáveis clinicamente ou por meio de exames (que podem ser, como todos sabemos, mais ou menos invasivos). Ou seja, a doença pode ser uma conclusão à qual chegamos por meio de um conjunto de dados e indícios. Agora, se você perguntar para um fisioterapeuta, talvez uma pessoa doente seja alguém que não consegue tocar os pés quando se abaixa ou que não tem condicionamento para subir um lance de escadas. Bom, se você perguntar para um vaidya, doente é quem está em sofrimento.

De acordo com o Ayurveda, se existe sofrimento de qualquer natureza, a pessoa está doente. Se uma pessoa não se sente bem, não está feliz, então, de acordo com a visão ayurvédica, ela está doente. Na minha opinião, entre tantas coisas que normalizamos na nossa sociedade, a mais estranha é o sofrimento físico e mental.

No Brasil, por exemplo, a última Pesquisa Nacional de Saúde (PNS) mostrou o quanto os maus hábitos prejudicaram os brasileiros entre os anos de 2013 e 2019. Dos entrevistados brasileiros adultos, 23,9% estavam hipertensos. Já o diabetes atinge 7,7% da população adulta – um aumento significativo se comparado com a prevalência encontrada em 2013, que foi de 6,2%. Ainda segundo o estudo, 14,6% das pessoas, contabilizando 23,2 milhões de seres humanos, foram diagnosticadas com colesterol alto e 10,2% com depressão.

Apesar disso, pasmem, a maioria dos pesquisados considerava sua saúde como "boa" ou "muito boa". Apenas 28,1% avaliaram, em 2019, seu estado de saúde como regular e 5,8% como ruim ou muito ruim.[4] Ou seja, existe muita gente que está doente e ainda acredita que está com a saúde boa – porque normalizou o próprio sofrimento.

Mesmo com todos esses sintomas "detectáveis e quantificáveis", parece haver uma desconexão da maior parte das pessoas com o próprio sofrimento ou, ainda, uma espécie de síndrome de Estocolmo, um apego àquilo que nos faz mal, uma confusão da própria identidade com a presença da doença. Podemos ir além e relacionar esse apego com relações tóxicas, estilo de vida inadequado, alimentação de má qualidade, e por aí vai... É comum, num contexto como esse, encontrar uma infinidade de justificativas para embasar a nossa decisão de permanecer em uma situação que nos gera sofrimento.

É mais comum do que você imagina alguém ter um ótimo emprego, bom salário, morar em um apartamento amplo, dirigir o carro da moda, mas que, ao acordar e se deslocar para o trabalho, se perceber infeliz na maioria dos dias. Apesar de não se sentir bem e sofrer cotidianamente, essa vida está "toda certa" e a pessoa pensa no quanto já trabalhou para chegar onde está, que esse trabalho paga as suas contas e que mantém tudo no seu devido lugar – inclusive a presença do sofrimento.

Sob esse ponto de vista, poderíamos dizer que, de acordo com o Ayurveda, vivemos em um país – talvez um mundo – doente. E pior: um mundo no qual a doença e o sofrimento são normalizados como se fossem parte integrante e indissociável da própria vida.

CORAGEM E AUTO-OBSERVAÇÃO

Dhairya é uma palavra em sânscrito que gosto de traduzir como *coragem*. Ela é relacionada como um dos três principais tratamentos indicados para doenças da mente no Ayurveda – que vamos estudar com mais detalhe no próximo capítulo. A coragem tem, em português,

---

4 CATRACA LIVRE. *Maus hábitos prejudicam brasileiros desde 2013, diz pesquisa*, 2021. Disponível em: https://catracalivre.com.br/equilibre-se/maus-habitos-prejudicam-brasileiros-desde--2013-diz-pesquisa/. Acesso em: 6 jan. 2023.

essa acepção de ser a capacidade de enfrentar seus medos ou o desconhecido. Dhairya é, ao mesmo tempo, a capacidade de entender o que você precisa fazer e, além de entender, agir e encarar o processo. Seguir em frente, mesmo em uma situação muito difícil que cause certa insegurança ou desconforto.

Uma pessoa que ousa, uma pessoa criativa, de forma geral, está nadando contra a corrente, está indo contra o movimento da própria sociedade, e pode ser considerada corajosa. Praticamente todo mundo conhece a história do Nelson Mandela, mas poucos ouviram falar sobre a esposa dele da época, Winnie Mandela, que foi a primeira assistente social negra da África do Sul. Seu discurso e ativismo eram muito mais ferrenhos do que os do esposo, além de ser mais temida pela polícia. Enquanto Mandela estava preso, Winnie continuou a luta e chegou a ser colocada em exílio em uma região a 400 quilômetros de Joanesburgo, sua cidade natal.

Esse isolamento era uma técnica do governo da época para desmoralizá-la. Mesmo assim, Winnie Mandela não arredou pé. Durante o banimento, que durou oito anos, ela organizou um jardim e uma cozinha comunitária, uma unidade móvel de saúde, uma creche, uma organização para órfãos e delinquentes juvenis e um clube de costura. A coragem é também um combustível para os movimentos em que acreditamos, mesmo quando todas as condições externas estimulam a desistência. Ela é nossa capacidade de inovar, de ir contra as tendências com as quais você não concorda, que pareçam desatualizadas ou injustas.

Também entendo a coragem como a capacidade de ter *coerência* mesmo em situações adversas. A coerência exige muita coragem, no sentido de pôr em prática aquilo que você sabe que precisa ser feito, aquilo que você sente que deveria fazer. A coragem, então, é esse impulso de ser coerente com o seu discernimento, a sua capacidade de entender o que é bom e o que é ruim para você. O discernimento é chamado de *dhi* em sânscrito e também está entre a tríade principal de tratamentos para as doenças da mente.

Isso significa que precisamos exercitar a auto-observação e cuidar para não normalizarmos o nosso sofrimento. Precisamos ter a coragem de sermos coerentes com o que estamos sentindo e com os efeitos dos nossos hábitos sobre a nossa saúde. Vou dar um exemplo prático: quando atendo pacientes, é comum que eles me façam perguntas como: "Você acha que eu deveria comer feijão?". E eu falo para a pessoa: "Você acha que deveria comer feijão?". Aí a pessoa começa a falar sobre doshas e as tabelas do Ayurveda, do biotipo... e eu digo: "Esqueça o dosha e o biotipo. O que acontece quando você come feijão? Se você me diz que sente indisposição, importa se a tabela do Ayurveda diz que ele pode ser consumido à vontade pelo seu biotipo? Você vai parar de sentir o desconforto porque algum deus do Ayurveda vai salvá-lo? Claro que não". Esse exemplo pode parecer bobo, mas é mais comum do que você imagina. A gente se acostuma a guiar nossos hábitos de fora para dentro, com base em orientações de especialistas, de guias de conduta, de algo que pesquisou na internet.

Entenda: a capacidade de saber o que é bom e o que é ruim para você é a base de toda a saúde. Esse é o primeiro passo. Mas o que vem em seguida é ainda mais fundamental, pois é nesse momento que colocamos em prática aquilo que entendemos. Dhairya é, assim, a coragem de pôr em prática aquilo em que você acredita, de aplicar aquilo que você sabe. Só que essa é também a parte mais difícil do processo.

Não é porque você sabe que seu relacionamento não está funcionando que vai necessariamente pedir o divórcio. Às vezes, inclusive, essa decisão de terminar, mesmo após compreender que não há solução para o relacionamento, pode demorar anos. Décadas. Às vezes, ficamos esperando uma desculpa, o momento "certo" de sair daquela situação. Dhairya é a capacidade de dizer: "chega, a hora é agora". Este é o momento. Eu sei o que me faz bem, eu sei o que me faz mal. Chega de aceitar algo que me faz mal.

Quando falhamos em ter essa coragem, quando não agimos de acordo com a nossa consciência e com nossos valores, podemos sofrer uma crise de incoerência. Esse conflito entre o que você sabe que precisa e o que faz efetivamente pode impedi-lo de viver de forma harmônica, saudável e feliz. Você está vendo que prega o evangelho, mas não o segue. Está vendo que quer se sentir menos cansado, mas não faz o menor esforço para dormir mais cedo. E é nesse momento que você precisa ter honestidade, ter coragem e reconhecer a sua incoerência antes de qualquer coisa. Baixar as defesas e ser vulnerável. Será que você não pratica o que sabe por que o sistema está errado ou por que você entendeu errado?

CORAGEM PARA ENXERGAR

Muitas vezes a nossa incapacidade de sermos coerentes tem a ver com o fato de não termos entendido direito o que está acontecendo. Dhairya também é a coragem de encarar a realidade e tentar entendê-la melhor.

Às vezes a gente prefere não ter clareza. Afinal, o discernimento pode ser muito desconfortável para a sua estabilidade e a estrutura de vida que montou. A verdade é que, depois que você vê, fica difícil "desver". Quando o discernimento o pega de jeito, fica difícil continuar vivendo na incoerência. É como as pessoas que se recusam a ver vídeo de bicho morrendo no matadouro, porque, se o virem, vão querer parar de comer carne. Mas se você acha que um vídeo afetaria a sua maneira de ver a realidade da carne, e se você sabe que aquilo que é mostrado é o que acontece, que aquilo é verdade, a sua vontade de não ver é o quê? Você está só botando uma nuvem na frente do seu discernimento para poder continuar a viver com uma situação com a qual não concorda. Você está optando pela incoerência.

No momento em que você começar a se observar, vai começar a ver essas incoerências ou, ao menos, tentar fazer um grande esforço para não vê-las. Quantas pessoas você conhece que são ciumentas e controladoras nos seus relacionamentos, mas são infiéis ao mesmo tempo? Isso é incoerência. Nada do que estou dizendo tem a intenção de julgar, de dizer o que é certo ou errado para você. Mas é preciso trazer essas coisas à tona para podermos olhar para elas e enfrentá-las. Quando você defende um discurso antirracista, feminista, vegetariano ou seja lá quais forem as lutas que você apoia, mas, na prática, seus atos não estão alinhados com o seu discurso, isso gera violência. Às vezes, gera violência social externa, mas, antes de isso acontecer, a incoerência gera violência interna. A incoerência leva ao sofrimento – e, repito, sofrimento é doença na perspectiva do Ayurveda.

Nesse contexto, Dhairya é a coragem de encarar toda a informação externa e interna, entender quem é você no meio disso tudo e lidar com essa realidade de maneira honesta. Não se trata de fazer acusações contra si mesmo, de se chicotear, de dizer que não deveria fazer tal coisa, que você é uma pessoa ruim ou que é preguiçoso ou egoísta. A autocobrança excessiva também gera muita ansiedade e sofrimento. Nosso objetivo, nesta investigação sobre como ter mais saúde e mais liberdade, é encontrar um ponto de conexão no qual a coerência é leve e a vida é fluida.

KARMA E KALA

Nós falamos de *karma* no Ayurveda, mas não no sentido espiritual que estamos acostumados a ver em revistas e sites. *Karma* em sânscrito significa *ação* e seu conceito trata, resumidamente, da relação entre causa e efeito das nossas ações. Funciona assim: imagine que todas as suas ações sejam um tipo de plantio. Cada ação planta uma semente. Algumas sementes demoram mais tempo para germinar. Algumas plantas levam dias para alcançar maturidade e outras demandam anos antes de produzir frutos. Suas escolhas também são assim; por exemplo, quando preparamos um doce muito gostoso, e, na empolgação, acabamos comendo metade da tigela. A nossa ação, nossa decisão, foi comer aquele doce. No curto prazo, essa ação pode gerar frutos gostosos de colher, como o prazer em degustar esse doce. A mesma ação pode produzir frutos amargos no curto prazo, como uma dor de barriga gerada pelo exagero. Isso é *karma* instantâneo.

"O AYURVEDA ESTUDA A VIDA HUMANA E A SUA INTERAÇÃO COM O CONTEXTO."

Mas há *karmas* que não são instantâneos, como no caso de uma árvore que a gente planta e demora dez anos para começar a dar frutos. Mas, se você estava regando aquela planta, tratando-a com carinho, fornecendo sol adequado, tudo perfeito, uma hora o fruto vem, e você não vai dizer: "Gente, que loucura, essa laranja aparecer assim do nada!". Só que essa acaba sendo a reação de muita gente diante das doenças crônicas: elas demoram vinte, trinta anos para se manifestarem e nos surpreendem quando aparecem "do nada". Na perspectiva do Ayurveda, nenhuma doença vem "do nada". É só uma questão de compreender a relação de causa e efeito que gerou a enfermidade em questão.

Outro conceito fundamental para o entendimento ayurvédico é *Kala*, que significa tempo. Segundo o *Ashtanga Sangraha*, um livro clássico do Ayurveda de mais de 1.500 anos de idade, *Kala* é uma divindade que não tem início nem fim.[5] Ele segue o efeito cumulativo das ações passadas. Segundo as suas ordens, os elementos são transformados, a vida e a morte ocorrem, todos os seres vivos se desenvolvem, assim como as virtudes e os vícios das estações, dos sabores, das potências de todas as substâncias.

Esse conceito é fundamental por diversos motivos. Primeiro, porque *Kala* é a maneira como a gente entende a evolução do ser humano ao longo do tempo. Logo após terminar meus estudos na Índia, decidi morar em Berlim, capital da Alemanha. Nesse país, por exemplo, o inverno é muito frio e muito longo. Então, quando começa a esquentar, todo mundo quer ir para a rua, todo mundo quer ir tomar sol nos parques. Temos a tendência de considerar os alemães um povo mais sisudo, mas no verão eles mostram outro lado. É incrível ver como a disponibilidade da pessoa muda ao longo do ano. Isso também acontece ao longo da vida: na infância, na adolescência, na idade adulta e na velhice. Isso parece óbvio, mas é interessante notar como às vezes a gente ainda briga com essa realidade de mudança e adequação constante. E essa briga pode gerar muito sofrimento para as pessoas.

---

5 No hinduísmo, *Kala* é cultuado, em sua manifestação feminina, na forma da deusa *Kali*. E a palavra *Kala* também significa preto, escuro. Assim, a pele dessa deusa é negra.

A ideia de que você é um ser humano constante, que deveria sempre receber os mesmos estímulos, é loucura total. Você muda ao longo da sua vida e precisa adaptar os seus estímulos, assim como a sua alimentação e a sua prática de movimento ao longo do tempo. Um alimento que hoje você come sem problemas pode começar a não cair tão bem amanhã. Essa evolução ao longo do tempo é a evolução da própria vida.

Kala também é uma força de alteração da realidade dos alimentos. No Ayurveda, existe o conceito de *Kala Paka*. A palavra *Paka* significa cozimento; *Kala Paka*, por sua vez, que o tempo cozinha os alimentos. Se você pega uma maçã e a coloca na prateleira, amanhã ela terá mudado, um ano depois também e três anos depois mais ainda. Em termos ayurvédicos, a mudança dessa maçã ao longo do tempo foi gerada por *Kala Paka* – o cozimento por meio do tempo. Por exemplo, na tradição do Ayurveda fazemos a diferenciação do mel novo para o mel antigo, do *ghee* fresco para um *ghee* antigo, de um grão que acabou de ser colhido para um grão mais velho. O feijão, depois de um ano de colhido, é mais leve para a digestão, assim como os demais exemplos mencionados. Qual é a explicação védica disso? *Kala*, o tempo. Assim, o Ayurveda nos lembra de que existe uma interferência constante do tempo na nossa vida.

Muitos de nossos hábitos que parecem inofensivos são na verdade apegos, quase vícios, e vão se agravando com o tempo. E, se você insiste nesse hábito, as consequências virão e nenhum tratamento no mundo vai ajudar enquanto o hábito for mantido. É a história do chute na parede que contei no capítulo anterior. A pessoa continua chutando a parede diariamente, mas o analgésico permite que ela ignore a dor. No tratamento ayurvédico, a primeira etapa é sempre suspender a causa: ou seja, antes de pensar em uma mistura de ervas para diminuir a inflamação, vai ser preciso parar com o que está gerando essa inflamação em primeiro lugar.

E, quanto mais velhos ficamos, mais acostumados ficamos com os padrões que criamos ao longo do tempo, dificultando qualquer movimento em direção à mudança. A dificuldade não é mudar em si, mas se escutar. Quem não se escuta não percebe a diferença, por exemplo, entre predileção e vício. Vez por outra, eu escuto alguém dizer: "Meu corpo está pedindo um hambúrguer!". Curioso isso, né? A verdade é que existe no corpo uma inteligência de sobrevivência e um impulso de vida e de saúde impressionantes. Normalmente, se o alimento que o corpo "pede" faz mal, é porque o corpo não está bem calibrado. Nenhum corpo saudável pede alimentos ultraprocessados nocivos para sua saúde. Essa sensação de "precisar" desses alimentos acaba sendo comparável a um vício. E talvez esse momento seja o seu convite para voltar a se ouvir. Com coragem – porque não é fácil mudar – e com consistência para poder seguir a sua voz interna que foi ignorada por tanto tempo.

O SUCESSO DE VIRGINIA

Um bom exemplo dessa relação entre coragem, causa, efeito e auto-observação e efeito é a história de Virginia Hatsue, minha aluna no Vida Veda. Ela tem 51 anos e uma história interessante cercada de momentos de coragem e de coerência – ela é a prova viva de como esses elementos são importantes – e de como todo mundo pode mudar, não importa a idade. Arquiteta, ela conta que na verdade sonhava em ser médica da marinha, certa de que esse era o seu destino. Até chegar à época do vestibular e um namorado convencê-la a ir com ele para fazer uma prova de aptidão de desenho. Ela passou na prova, que era superdifícil, e hoje olha para trás e percebe que seu eu adolescente não conseguia sequer se lembrar de que ela sentiu enjoo em todos os barcos nos quais havia entrado. De quem será que era esse sonho mesmo? Com um diagnóstico de lúpus e problemas na tireoide um pouco antes dos 30 anos, Virginia passou por intervenções médicas tão agressivas que até hoje sua tireoide não voltou ao normal, mas a medicina integrativa a ajudou a se conhecer melhor. Inclusive, fizemos uma live no YouTube e ela contou um pouco dessa história lá.

Virginia conta que, no caminho da saúde, começou a entender o valor do autoconhecimento e da coerência. Que, em vários momentos da vida, se pegou questionando se não deveria ter mais dinheiro, construído mais patrimônio, se não deveria ser chefe, se não estava velha demais para trabalhar com pessoas tão jovens. Que remoía escolhas de vida, até perceber que não queria viver a vida de uma pessoa vista como bem-sucedida na sua área, à base de café, cigarro e noites em claro. Ela comenta que, quando a frustração e o autojulgamento mexem com ela, o segredo é parar para pensar no que realmente importa: é o grande apartamento, é o nome na capa da revista ou é sentir que está em paz? Ela entendeu que sentir que a saúde, que já esteve em risco, está bem vale mais do que os desejos do ego. Esse é o verdadeiro sucesso de Virginia.

Ela passou pelo trabalho de vida de entender como reconhecer e expressar suas necessidades. "A questão da coerência é muito importante. Eu não estava escutando nada que meu corpo e a vida me diziam. Desde escolher uma profissão que dê bem-estar, até levar as decisões de saúde e de rotina com autorrespeito", ela me disse uma vez. O fato é que nossa sociedade reforça muito que as pessoas não adquirem novos hábitos com a idade, que mudar é difícil. Mas a Virginia enfatiza que aprendeu depois dos 50 anos que basta querer: se autoconhecer, se escutar, acessar o ponto interno, reconhecer que você precisa da mudança e optar por sair da Matrix – lembra desse filme?

Começar esse processo é difícil mesmo, mas aos poucos a maioria das minhas alunas e alunos costuma encontrar motivação e prazer nesse fluxo de mudança e de melhora de saúde. É tão bom se conectar consigo mesmo, que mesmo com todo perrengue você ainda escolhe estar desperto, com os pés firmes na realidade. Inclusive, é muito comum que a pessoa, uma vez que começa a despertar para uma vida mais saudável, queira espalhar sua experiência por aí. Normalmente, tomados de compaixão pelo sofrimento dos outros, a gente começa a querer servir e estimular que outros também acordem. Mas cuidado. Cada pessoa tem seu tempo e seu ritmo.

Então, mesmo passando por este livro e refletindo sobre a sua saúde, pegue leve na hora de espalhar a palavra. Recomende o livro, mas não fique pregando muito, porque cada um toma consciência da própria saúde quando está pronto para isso. Hoje, você não é a mesma pessoa de ontem, e assim vamos construindo um bloquinho de cada vez. Sem pressa e sem pausa. Não existe nada mais difícil de se mudar do que hábitos, mas conseguir mudá-los traz uma sensação de coragem indescritível. Esse, para mim, é um dos grandes aprendizados que eu tive com a história da Virginia Hatsue.

CAPÍTULO 3

Vamos falar sobre doshas

*"Para se encontrar,
pense por conta própria."*
Sócrates

SISTEMAS COMPLEXOS E REDUCIONISMO

Sempre que falamos sobre Ayurveda, o tema dos doshas aparece logo de cara. Eu, inclusive, aposto que você já jogou o termo "Ayurveda" no Google em algum momento da nossa jornada, seja aqui neste livro, seja enquanto acompanha o Vida Veda – nos primeiros resultados, com certeza já tinha oferta de "descubra seu dosha", com um teste rápido. A maioria dos artigos e sites de Ayurveda falam sobre o dosha quase como um signo do zodíaco, e a sensação que fica é que descobrir seu dosha vai abrir o cadeado da saúde plena: a partir daí está tudo resolvido, você pode comer de acordo com seu dosha, dormir as horas necessárias para o dosha, fazer exercícios para o dosha e tudo vai dar certo. Ah, que bom seria se a vida fosse assim, não é mesmo? Se houvesse apenas três tratamentos médicos que atendessem a todas as pessoas, três rotinas de exercício para escolher, três tipos de alimentação. Imagine quantos problemas da humanidade estariam resolvidos. Tenho a obrigação de esclarecer que nada é tão fácil assim, ainda mais quando estamos lidando com um sistema tão complexo quanto o corpo humano, que abriga outros pequenos sistemas, como digestivo, reprodutor, circulatório etc.

Existem sempre mil coisas acontecendo simultaneamente nos sistemas menores, e uma afeta a outra no sistema maior. Isso faz com que o nosso sistema humano seja complexo, adaptativo e aberto. *Complexo* porque uma função afeta as demais, como uma teia de possibilidades infinitas. *Adaptativo* porque nosso corpo é um sistema que não é estático, ele responde às interferências diversas e muda a partir de estímulos diversos. *Aberto* porque ele sofre influência do meio e também influencia outros sistemas.

Um sistema complexo, adaptativo e aberto é um sistema que definitivamente não cabe de forma simplificada nas três caixinhas dos doshas. Na verdade, ao lidar com um sistema dessa magnitude, existem dois caminhos para entendê-lo. O primeiro é aplicar uma metodologia *reducionista*, que é a tentativa de fatiar esse sistema em pedacinhos e estudá-lo por partes, de forma a tentar reduzir essa complexidade e, ao compreender as diversas partes, podemos chegar a algumas conclusões a respeito do todo. O reducionismo não é ruim; por exemplo, existem especialistas na medicina moderna que estudam cirurgias para pequenas partes do corpo, como os dedos, as artérias. É graças ao reducionismo que compreendemos tão bem os diversos sistemas do corpo humano.

No entanto, essa abordagem apresenta limitações para explicar a complexidade da interação entre os diversos sistemas, e mesmo na medicina moderna já encontramos vozes importantes questionando a divisão em sistemas e o estudo da fisiologia humana por meio dessa abordagem.

O segundo busca entender um sistema complexo por meio de *paradigmas complexos*. Essa é a maneira ayurvédica de estudar a fisiologia e anatomia humanas. No Ayurveda você pega várias funções do corpo humano, testa e observa (ao longo de milhares de anos, diga-se de passagem) para entender e mapear as relações entre elas. E isso não só foi testado ao longo de milhares de anos, como também foi registrado nos nossos textos clássicos, os Samhitas. Sendo assim, os ayurvédicos enxergaram relações entre princípios fisiológicos do corpo humano e "empacotaram" essas relações complexas dentro desses movimentos, os processos que chamamos de *Vata* Dosha, *Pitta* Dosha e *Kapha* Dosha.

O QUE SÃO OS DOSHAS?

É muito comum que os mesmos sites que oferecem teste do dosha façam as pessoas acreditarem que existem apenas três doshas. Na verdade, temos três doshas do corpo e dois doshas da mente. Sim, são cinco doshas. Essa informação costuma chocar as pessoas que vinham estudando Ayurveda de forma mais introdutória. A palavra dosha em sânscrito significa algo que gera desequilíbrio, que gera problemas. Assim como o corpo, a mente também tem a tendência de desequilibrar e gerar doenças. Os três doshas do corpo são *Vata*, *Pitta* e *Kapha*. Eles atuam no corpo inteiro, mas cada um desses três está presente com mais intensidade em lugares específicos: *Vata* abaixo do umbigo, *Pitta* entre o umbigo e o coração e *Kapha* do coração para cima.

Muitas vezes os doshas são encarados de maneira mística, quase como se fossem um horóscopo. A verdade é que os testes na internet para descobrir qual é seu dosha são tão efetivos quanto aqueles para descobrir que princesa da Disney você é ou qual café da manhã o representa. Já viu esses testes? Só para matar a sua curiosidade, eu sou uma Mulan bem típica no primeiro caso e uma tijela de açaí com granola no segundo. Vai vendo…

Você não é um dosha. Repita comigo: "Eu não sou um dosha". Os doshas são a maneira complexa do Ayurveda explicar como funciona o corpo e a mente humana.

Além disso, esse paradigma oferece caminhos para o reequilíbrio da saúde e para o tratamento de doenças. E por que os doshas tendem a gerar desequilíbrio? Porque eles são movimentos gerais da nossa fisiologia – esse sistema aberto, adaptativo e complexo é formado de partes móveis. Imagine um sistema complexo como um carro, que tem tantas partes móveis. Se você acha que um carro exige manutenção constante e quando dá problema requer mecânicos especializados para descobrir o problema e consertá-lo, imagine o quão mais complexo é o corpo humano.

O QUE CADA DOSHA FAZ?

Um dosha pode estar funcionando em três estados: *chaya*, *kopa* e *shama*. *Chaya* é quando ocorre um pouco de variação no estado do dosha. *Kopa* é quando há uma grande variação do dosha. *Shama* é quando o dosha está equilibrado. Isso significa que cada dosha pode estar presente no seu corpo em cinco estados principais: podemos ter um pouco de aumento, muito aumento, equilíbrio, um pouco de diminuição e muita diminuição. Ou, como dizemos mais comumente, o *vata* pode estar agravado: um pouquinho agravado ou muito agravado. E ele pode estar diminuído: um pouquinho diminuído ou muito diminuído.

De acordo com o Charaka Samhita, um texto clássico ayurvédico de mais de 3 mil anos, quando desequilibrados, os doshas geram problemas subitamente, mas são apaziguados lentamente. Esse texto milenar elabora uma imagem muito interessante para compreendermos essa tendência: a das enchentes. Quando chove muito e sua casa fica inundada, isso pode acontecer de uma hora para a outra, mas depois a casa seca muito devagar. Ou seja, é fácil destruir alguma coisa, mas construir demanda muito tempo e energia. Você pode ficar um, dois, três anos construindo uma casa, mas em um dia uma inundação arrasa com tudo que levou tanta energia para organizar. Por isso que o equilíbrio dos doshas é delicado e vai além de um teste, porque cada pessoa tem a sua combinação específica da intensidade da atuação de cada dosha no corpo. Uma refeição já pode causar um desequilíbrio geral, mas botá-los em ordem exige muita dedicação e muito cuidado.

Vata

Esse dosha é a causa de todo o movimento do corpo humano. O Ashtanga Hrdayam[6] descreve que o *vata*, quando está funcionando

---

6 Ashtanga Hrdayam é um dos três *Samhitas* mais importantes, e essa informação está no primeiro volume, conhecido como *Sutrasthana*.

naturalmente, é responsável pelo seu entusiasmo, pelos atos de expirar, inspirar e todos os movimentos do corpo, além da regulação dos impulsos fisiológicos do corpo e da promoção da nutrição, garantindo o funcionamento e movimento apropriado dos tecidos. O *vata* promove a dinâmica entre os tecidos e regulação de todos os órgãos dos sentidos. Além dessas funções, *vata* tem seis qualidades ou *gunas*: secura (*ruksha*), leveza (*laghu*), frieza (*shita*), aspereza (*khara*), sutileza (*sukshma*) e movimento (*chala*). Já vou explicar como essas qualidades entram na equação e são utilizadas na prática para diagnóstico e tratamento de doenças.

Pitta

Esse dosha é responsável pelas atividades metabólicas do corpo, tanto a digestão estomacal e intestinal quanto a digestão celular. *Pitta* em equilíbrio também é responsável por regular a temperatura do corpo, mantendo sua temperatura base, aumentando ou esfriando para lidar com a temperatura do ambiente, mantendo-o aquecido. A capacidade de ter fome, sede e apetite também é parte do bom funcionamento desse dosha, assim como o aspecto, o viço que temos (ou perdemos) na pele, sua suavidade e maciez. A força interior, a capacidade de realizar atividades, ir adiante na vida, são também funções de *pitta*. Então é possível perceber que são funções ligadas ao nosso "fogo", tanto o fogo digestivo (o *agni*) quanto o aquecimento da pele, a sede, a fome e também a força para "ir para cima" quando precisamos fazer ou resolver algo. *Pitta* também tem suas propriedades, ou *gunas*, que são: pouca oleosidade (*sasneha*), intensidade (*tikshna*), quentura (*ushna*), leveza (*laghu*), mau cheiro (*visra*), fluidez (*sara*) e liquidez (*drava*).

Kapha

Esse dosha dá estabilidade para o corpo. Por exemplo, quando você consegue ficar estável sentado ou em pé, isso é graças a *kapha*. Não mudar o tempo todo, manter a congruência celular. Outra função importante desse dosha é controlar a oleosidade do corpo, os níveis de gordura, que têm a ver com a nossa umectação, capacidade de digestão, trocas intracelulares: tudo isso precisa da oleosidade controlada por *kapha*. Todos os canais pelos quais circulam líquidos se beneficiam dessa função. As articulações também são parte da função de *kapha*, que consegue torná-las estáveis. Assim como a sua capacidade de perseverar, ter paciência, persistir mesmo em situações difíceis é proporcionada pelas funções desse dosha. Por fim, as qualidades, ou *gunas* de *kapha*, são: oleosidade (*snigdha*), frieza (*shita*), peso (*guru*), lentidão (*manda*), maciez (*shlakshna*), viscosidade (*mrtsna*) e estabilidade (*sthira*).

GUNAS E SAMANYA VISHESHA SIDDHANTA

Nessa altura, você já deve ter percebido que o tema dos doshas é mais complexo do que os tais testes da internet. Talvez você esteja até pensando que fisiologia ayurvédica é algo complexo demais e você está coberto de razão. Agora, vamos entender como essas qualidades e funções são utilizadas na prática.

Há uma teoria muito importante dentro do Ayurveda, chamada *samanya vishesha siddhanta*, que significa, de uma forma simplificada, que "igual aumenta igual e diferente diminui diferente". É uma teoria bastante básica, mas usada para tudo dentro do Ayurveda. Assim, se você está com calor e aumenta a temperatura do termostato ou coloca um aquecedor dentro do quarto, acrescenta mais calor. E, se você está com calor e acrescenta mais calor, você fica com mais calor ainda. Então calor + calor = mais calor. Se você está com calor e você quer diminuir o quente, o que você tem de adicionar? Frio, que é o contrário. Isso é o que a gente chama de *samanya vishesha siddhanta*. Simples, né? Num primeiro momento é mesmo.

Se você está com alguma propriedade agravada, é preciso adicionar o oposto dela para diminuí-la. Para aumentar aquela propriedade, basta adicionar a mesma qualidade dela. Eu sei que parece muito básico, mas isso explica praticamente tudo o que fazemos dentro do Ayurveda em termos de terapia e como entendemos o tratamento de todos os doshas com base nos seus *gunas* – suas propriedades ou qualidades. Então, imagine que, entre as qualidades de *vata*, está a frieza ou *shitatva* em sânscrito. O que acontece com o *vata* da pessoa durante o inverno, por exemplo? Ele tende a agravar. O mesmo aconteceria com o *kapha*, que também tem a frieza como *guna*. E o contrário aconteceria com o *pitta*, pois, ao contrário dos outros doshas físicos, ele tem o calor como propriedade. Eu simplifiquei ao máximo aqui, para ficar palatável até mesmo para um iniciante no Ayurveda, mas a verdade é que, considerando a complexidade da vida humana, essa estrutura de análise pode alcançar níveis igualmente complexos.

Os doshas podem aumentar ou diminuir, considerando essas qualidades ou *gunas*, de acordo com o que comemos e a nossa interação com o ambiente. Além disso, eles também têm horários naturais de predominância ou agravamento fisiológico. Quer dizer, o corpo muda e oscila ao longo do dia com base no agravamento ou alívio dos três doshas físicos. Hoje em dia, estudam-se cada vez mais as mudanças fisiológicas do corpo humano ao longo do tempo, ciência que chamamos de cronobiologia. O interessante é que os textos clássicos do Ayurveda já apontavam nessa direção há milhares e milhares de anos.

De acordo com os conhecimentos ayurvédicos, pela manhã, logo que o sol nasce – as primeiras quatro horas mais ou menos, normalmente entre 6h e 10h – é o horário de *kapha*. Esse horário é naturalmente mais suave e as funções de *kapha* que já expliquei ficam mais ativas. No meio do dia – entre 10h e 14h – é o horário diurno de *pitta*. Esse é o horário normal da digestão, sendo geralmente o momento de mais fome, o horário da maior refeição, quando as funções de *pitta* estão mais ativadas. Quatro horas antes do pôr do sol, das 14h até as 18h mais ou menos, é o horário diurno de *vata*, um horário natural de movimento do corpo, já que *chala* ou movimento é exatamente uma das qualidades de *vata* dosha.

Depois que o sol se põe, das 18 até as 22h mais ou menos, é o horário noturno de *kapha*. Idealmente, a pessoa deveria ir dormir dentro dessa janela. Se você estivesse vivendo em contato com a natureza de verdade, por volta das 21h30, 22h, estaria no pico da vontade de dormir, ou já estaria deitado e sonhando. Esse é o recado que seu corpo lhe dá, porque, apesar de toda a evolução tecnológica e da luz elétrica, o corpo humano ainda tem centenas de milhares de anos.

Na savana africana, onde nós passamos a maior parte da nossa evolução, quando o sol se põe é hora de começar a procurar o seu galho de árvore para subir e se esconder, entrar na sua caverna e botar uma pedra na frente para dormir sem o risco de ser devorado por algum predador. Uma vez que o sol está indo embora, e o ser humano é um animal que não enxerga bem no escuro, não é rápido nem violento o suficiente para encarar a maioria dos predadores, torna-se uma presa fácil no escuro. Para quem hoje acredita que é notívago, sugiro tentar ficar acordado em uma floresta como a Amazônica às 3h da madrugada. O seu corpo na mesma hora vai avisar: "Querido, o sol se pôs, vá para o seu canto porque você não é um bicho noturno".

E aí, durante a noite – entre 22h e 2h da manhã –, é o horário noturno de *pitta*, que é o metabolismo noturno natural, a hora em que você vai digerir o que consumiu ao longo do dia, vai processar aquela comida, seu corpo vai equilibrar os hormônios e vai fazer um balancete do dia. É a hora em que você produz músculo e organiza a memória. Você deveria estar dormindo nesse horário, mas, caso não esteja (quem nunca, não é mesmo?), tem uma grande chance de sentir fome e organizar aquele famoso assalto à geladeira. Agora, você já sabe o porquê. E, por fim, das 2h da manhã até as 6h é o último horário, o horário noturno de *vata*, até o sol nascer de novo – e aqui, dentro desse horário de *vata*, é o horário indicado para acordar.

DHATUS E *MALAS*

É impossível falar de doshas sem explicar os conceitos de *dhatus* e *malas*. Como disse, a palavra dosha significa aquilo que desequilibra, que gera problema. E, se os doshas geram problema, quem sofre esses desequilíbrios? Os *dhatus*: os tecidos do corpo. *Dhatu* significa aquilo que sustenta o funcionamento do corpo. Os *dhatus* são traduzidos normalmente como os tecidos do corpo humano e, na perspectiva ayurvédica, são sete no total: *rasa* (tecido líquido que serve como base para a nutrição de todo o sistema físico), *rakta* (tecido líquido vermelho), *mamsa* (tecido muscular), *medas* (tecido adiposo), *asthi* (tecido ósseo), *majja* (tecido nervoso/medular) e *shukra* (tecido reprodutivo). Esses tecidos estão o tempo todo sofrendo a influência dos doshas.

De acordo com o Ashtanga Hrdayam, as funções dos *dhatus* são:

- *Rasa*: *Prinanam*, a nutrição.
- *Rakta*: *Jivanam*, a palavra *jiva* significa vida, então *jivanam* é "dar a vida".
- *Mamsa*: *Lepa*, significa cobrir, é a função da musculatura que cobre o corpo.
- *Medas*: *Snehanam*, significa oleosidade. O tecido gorduroso do corpo gera lubrificação para o sistema.
- *Ashti*: *Dharanam*, a sustentação do corpo.
- *Majja*: *Puranam*, trata-se especificamente do preenchimento dos ossos. Por isso *majja dhatu* é muitas vezes traduzido como medula óssea. Porém, existe uma gordura que não ocupa uma cavidade óssea: o cérebro. Então o cérebro humano, dentro da fisiologia ayurvédica, seria *majja dhatu*.
- *Shukra*: *Gharba utpada* é a geração do *garba*, o embrião. Então *shukra* é o tecido reprodutivo do corpo humano.

Quando você pega os *dhatus* e combina com as funções, fica mais fácil entender o que eles fazem e qual é o papel deles no corpo. Se olharmos por um ponto de vista de bioquímica moderna, da medicina moderna e do metabolismo humano, o jeito de pensar os tecidos é muito parecido, mas o que é impressionante é que o Ayurveda já falava disso há 3, 4 mil anos. Por isso que não existe uma contraposição entre o Ayurveda e a medicina moderna, uma vez que eles são afluentes de um mesmo rio de conhecimento a respeito do ser humano.

O metabolismo dos *dhatus* forma *prasada* e *kitta*. Os tecidos passam por um processo metabólico, recebendo e processando essa nutrição e gerando rejeito e tecidos efetivos. *Prasada* é a parte daquilo que ingerimos que vai ser incorporada ao corpo para formar outros tecidos. *Kitta* é a parte da nutrição que vai ser descartada ou excretada pelo corpo. O rejeito de todos os tecidos do corpo, de todos os seus sistemas, gera o que chamamos de *mala*. Essa palavra significa aquilo que tem de sair do corpo; em português, é o que a gente chamaria de excretas. Os *malas*, ou excretas, são os produtos do metabolismo humano que precisam ser eliminados do corpo. Os principais *malas* são *mutra* (a urina), *shakrt* ou *purisha* (as fezes) e *sveda* (o suor). Os *malas* têm funções importantes para a manutenção da saúde humana. As fezes mantêm o vigor do corpo e promovem *avashtamba*, que é a manutenção de um corpo íntegro. *Mutra*, a urina, é responsável por regular *kleda* (a umidade ou liquidez). Por meio da urina, seu corpo mantém a homeostase e elimina o excesso de fluidos da sua corrente sanguínea e dos tecidos. *Sveda*, o suor, equilibra a umidade do corpo, mas de forma mais dispersa e em menor quantidade. Temos assim *sveda* e *mutra*, o suor e a urina, ambos tendo a função de equilíbrio hidrostático, digamos assim. Todos os *malas* expulsam elementos que não têm mais que estar no corpo. Além desses três principais, temos excretas menores, como as remelas e outras secreções que o corpo produz e elimina pelos olhos, nariz, ouvidos e demais orifícios.

Resumindo: dosha, *dhatu* e *mala* são as bases do funcionamento do corpo humano. Dosha é aquilo que gera desequilíbrio. *Dhatu* é aquilo que sustenta o corpo. *Mala* é aquilo que tem de ser excretado do corpo. Os doshas, *dhatus* e *malas* podem interagir gerando equilíbrio e boa saúde ou desequilíbrio e doenças diversas.

OS DOIS DOSHAS DA MENTE E A COMBINAÇÃO DE DOSHAS

Além dos três doshas do corpo físico, temos dois outros na mente. Eles se chamam *rajas* e *tamas*. Se os três doshas do corpo – *vata, pitta* e *kapha* – geram desequilíbrio ou mantêm a saúde do corpo físico, o que *rajas* e *tamas* fazem? *Rajas* gera excesso de atividade mental. E *tamas* faz o contrário. Então, a mente é desequilibrada por essas duas polaridades: a da atividade e a da inatividade. *Rajas* é quando a mente desequilibra, tendendo para o mais agressivo, ativo e animado, e *tamas* para o letárgico, deprimido e quietinho. A mente, quando se desequilibra, tende a oscilar de acordo com essas duas tendências.

Os melhores tratamentos para os doshas da mente são três, e eu já dei um spoiler deles no capítulo anterior. O primeiro é *dhi*, o discernimento, a capacidade de distinguir bom e ruim, bem e mal, saudável e insalubre. Se você está com algum desequilíbrio nos doshas da mente, isso afeta o seu discernimento. Um exemplo disso é entrar numa crise de tristeza pelo fim de um relacionamento. Qualquer pessoa racional sabe que relacionamentos são estruturas impermanentes. Tradicionalmente a promessa é ficar com alguém "até que a morte os separe" e não "para sempre", percebe? Isso significa que nós sabemos que alguma hora vai acabar.

Claro que é normal ficar triste porque algo que você queria que continuasse chegou ao fim. Mas, quando se perde o discernimento de que aquele relacionamento era impermanente, quando nos enganamos que era algo permanente, isso gera desequilíbrios na mente. É um problema de discernimento se você confundiu algo impermanente com permanente e está sofrendo pela passagem de alguma coisa que naturalmente ia terminar alguma hora. O discernimento previne e cura os desequilíbrios da mente.

O segundo tratamento recomendado para a mente é dhairya. Existem algumas traduções para esse termo, mas prefiro traduzir por coragem. Dhairya é encarar uma situação mesmo que você não esteja 100% confortável com ela, o que é fundamental, porque a vida é cheia dessas situações que não sabemos se estamos preparados para encarar, mas que precisam ser enfrentadas de qualquer forma. É a habilidade de aguentar o que é necessário e importante, mas não é confortável. É uma habilidade que usamos na hora de mudar hábitos alimentares, quando começamos a fazer atividade física regular, ou mesmo quando você tem que passar por um procedimento cirúrgico. Pense só: você decide fazer uma cirurgia. Contrata os médicos, vai para o hospital e no meio do procedimento você muda de ideia. "Desculpe, doutor, pode parar a operação que eu pensei melhor e não estou gostando nada disso de vocês me cortando aqui." Não tem como, né? Dhairya é a coragem de lembrar que você optou pelo procedimento cirúrgico porque era o melhor caminho para a sua saúde e agora você vai até o fim. É difícil e desconfortável, mas necessário.

O terceiro tratamento tem um nome mais longo: *atmadivijñana*, que, em tradução simples, significa o conhecimento daquilo que você é. Ou seja, o terceiro tratamento para a mente é o autoconhecimento, é buscar entender quem você é. Saber o que é você e o que não é, o que tem a ver com você e o que não tem. Pensando bem, a fronteira entre os doshas do corpo e da mente na verdade não existe, porque a oscilação de um lado impacta no outro lado. Onde tem corpo, tem mente.

Considerando que cada dosha físico tem cinco estados possíveis (muito diminuído, pouco diminuído, equilibrado, pouco agravado e muito agravado) no seu corpo a qualquer momento, considerando as oscilações possíveis por fatores internos e externos, isso significa que um ser humano pode estar em 63 combinações possíveis dos doshas, e apenas uma destas representa os três doshas físicos em equilíbrio.

Além disso, temos que considerar os dois doshas da mente, os sete tecidos e os diversos *malas* para concluir que cada pessoa tem uma combinação específica de fatores que explicam sua fisiologia num determinado momento. E, como o nosso sistema é aberto, sofremos influência constante do meio, para deixar tudo ainda mais complexo. A verdade é que cada pessoa é única e múltipla e deve ser encarada de forma respeitosa como tal, principalmente por quem estuda Ayurveda. Você certamente não é um dosha. Você é a composição de doshas, *dhatus* e *malas* interagindo em padrões de complexidade infinita. Além disso, a essa complexidade ainda se junta um fator fundamental, que é o estado original no qual os doshas se encontravam no momento da sua fecundação, chamado em sânscrito de *prakrti*.

PRAKRTI

Na maioria das vezes que estamos falando do dosha, ou "querendo descobrir qual é o dosha" estamos falando de *prakrti*, e não de dosha. A palavra *prakrti* significa natureza. A natureza da pessoa é formada, de acordo com os textos clássicos do Ayurveda, da união do tecido reprodutivo do pai (espermatozoide, também chamado de *shukra*) e da mãe (óvulo, também chamado de *artava*). Então é na fecundação que se forma a sua natureza, a sua origem. Essa é a combinação original da matéria-prima que dá origem ao seu corpo, e não à toa que muitos pesquisadores modernos correlacionam isso com o seu DNA, com a sua genética.

A *prakrti*, por definição, não será alterada durante toda a nossa vida, e ela tem uma combinação específica de influências de cada dosha nela. É com base nessa predominância que a maioria das pessoas identifica "o seu dosha". Como você viu, cada dosha afeta o corpo de maneiras diferentes, mas, quando estamos falando da *prakrti*, esse é o estado original dos doshas no corpo da pessoa, então ela não pode ser culpada de forma exclusiva pelos desequilíbrios que acometem alguém. A *prakrti* serve como fiel balança para o vaidya entender qual é o estado de natureza daquela pessoa, o estado para o qual a terapia deve levar o paciente.

Depois de tanta informação, dá para ter uma ideia de como é complexo o diagnóstico ayurvédico. É recomendado que o vaidya avalie de oito a doze aspectos da saúde do paciente, sendo apenas um deles a *prakrti*.

A metodologia mais utilizada de diagnóstico envolve a avaliação de dez elementos diagnósticos, conhecida como *dashaviddha pariksha*. São eles:

1. *Prakrti*: a combinação original dos doshas no corpo do paciente;
2. *Vikrti*: também chamada de dushya, envolve a avaliação do estado de desequilíbrio dos doshas e sua relação com os *dhatus*;
3. *Sara*: o estado de saúde dos tecidos do paciente;
4. *Samhanana*: a avaliação da estrutura física e da integridade do corpo do paciente;
5. *Pramana*: o exame físico para determinar se o corpo do paciente está com as proporções adequadas;
6. *Satmya*: os hábitos e estilo de vida do paciente;
7. *Sattva*: a saúde e a estabilidade mental do paciente;
8. *Ahara shakti*: a capacidade de digestão do paciente, incluindo quantidade, qualidade e frequência e a força do *agni*;
9. *Vyayama shakti*: o vigor físico e a capacidade de realização de atividade física;
10. *Vayas*: a idade do paciente.

Esse modelo diagnóstico é apenas um entre vários que podem ser aplicados pelo vaidya no tratamento. Achei importante listá-lo pois é o modelo mais utilizado nos hospitais ayurvédicos na Índia atualmente. São questões que o médico precisa ter a capacidade de avaliar de maneira muito precisa e completa nos pacientes.

O médico pouco preparado pode determinar uma doença grave como suave e cometer erros no tratamento porque não entendeu qual era o desequilíbrio ou *vikrti* do dosha naquele caso. Ele administra medicamentos e terapias em doses erradas e acaba prejudicando a saúde do paciente. Portanto, o médico deve estudar constantemente essa ciência e determinar a exata condição de todos os fatores durante todo o tempo para depois agir com base nesses dados.

O VAIDYA VAI APONTAR QUAL É O MEU DOSHA?

Chegou a parte difícil de revelar: um vaidya dificilmente vai lhe contar qual é a sua essência de verdade. O mais comum é a análise da predominância dos doshas no seu corpo, naquele momento, com a vida que você está vivendo e com a sua constituição física. Isso porque ele estudou muitos anos para entender que o Ayurveda não é uma ciência que oferece fórmulas padronizadas para todo mundo. É um estudo que tem a ver com observar a essência de cada ser humano e como cada um é diferente do outro, dependendo do lugar e do momento. Porque tudo isso compõe quem você é: a sua idade, o lugar onde você habita, o que você come, em que fase de vida você está, como você dorme, se está estressado, como se mexe etc. Se o Ayurveda oferecesse uma solução simplista, ele falharia em oferecer uma compreensão adequada sobre a realidade desse sistema complexo, adaptativo e aberto que é o ser humano.

OS 4 PILARES DA SAÚDE

O Ayurveda tem milhares de anos. Ninguém sabe exatamente, mas nossos textos mais antigos usados até os dias de hoje têm entre 3 e 4 mil anos. Parece bastante, mas dentro de uma história de quase 300 mil anos, que parece ser a idade da nossa espécie,[7] isso não é muita coisa na verdade. A medicina moderna é um sistema maravilhoso, mas ainda mais recente na história da Humanidade. A maioria das pessoas aponta Hipócrates como o avô da medicina, mas na verdade muito pouco do que chamamos de medicina moderna tem a ver com a maneira hipocrática de fazer medicina. O sistema moderno que conhecemos parece ter evoluído a partir

---

7 BRITANNICA. *Just how old is Homo Sapiens?* Disponível em: <https://www.britannica.com/story/just-how-old-is-homo-sapiens>. Acesso em: 6 jan. 2023.

da metade do século 19 com Ignaz Semmelweis, William Morton e Louis Pasteur. Isso remonta a menos de 200 anos atrás. Então, no contexto da existência da espécie humana, o Ayurveda pode não ser tão antigo assim, mas ele tem muito mais tempo de experimentação e observação da realidade se comparado com o sistema moderno de medicina.

É importante nos localizarmos na história para perceber que o ser humano já está aqui há muitíssimo mais tempo. Esse parece ser o grande diferencial do Ayurveda: o tempo. Estamos observando o ser humano há milhares de anos, vendo como ele funciona e documentando tudo nos textos clássicos que chamamos de *Samhitas* e *Nighantus*. Parece complexo, mas na verdade o que eu mais escuto quando ensino Ayurveda é: "Ah, Matheus, mas isso é óbvio". Alguns até brincam que eu não ensino Ayurveda, mas bom senso. E é isso mesmo. Ayurveda trata da natureza da vida humana.

Não é algo artificial, não foi criado por ninguém. É mesmo óbvio. Só que é aquele óbvio que pouca gente pratica de verdade. E a gente busca soluções milagrosas e ervas sagradas das montanhas do Himalaia, mas se esquece de fazer o óbvio. Ao longo da minha formação de vaidya, fui percebendo o tamanho da importância de trazer o Ayurveda para o Ocidente, principalmente como forma de reconexão, para que as pessoas se reconectem consigo mesmas e com seu ambiente, com o tempo e com as suas ações. O Ayurveda como ferramenta para praticarmos o bom senso.

Embarquei nessa jornada, mas tinha um desafio grande pela frente: como disponibilizar esse conhecimento escrito em sânscrito em textos milenares para meus alunos do século 21? Para você ter ideia, um dos Samhitas mais recentes que usamos, o Ashtanga Hrdayam, tem cerca de 1.500 anos de idade e 120 capítulos. Este livro que você está lendo agora tem menos de 20 capítulos e para muita gente já parece muito. O Ashtanga Hrdayam é mais de dez vezes maior, além de ser escrito em poesia e em sânscrito. Ou seja, o conhecimento ayurvédico sobre a vida humana é extenso e muito detalhado. É trabalho para mais do que uma vida inteira estudando Ayurveda de verdade. Então, primeiro precisava simplificar esse conhecimento e tornar tudo isso mais prático e acessível. Para isso, expandi um modelo tradicional chamado de *trayopastambha* e desenvolvi os 4 Pilares da Saúde.

A partir dos próximos capítulos, vamos entrar em detalhes sobre eles com algumas histórias, claro, porque é com elas que conseguimos nos conectar às outras pessoas, ao conhecimento e a nós mesmos.

Resumidamente, existem quatro pilares básicos para você viver com saúde: o **sono**, a **alimentação**, o **movimento** e o **silêncio**. E isso tem a ver com a saúde física, mental, social e com a alegria ao encarar cada dia. Esses quatro fundamentos, que explicam a natureza do corpo e do ser humano, sem segredo nem perda de tempo, são explicados a seguir.

A **alimentação** costuma ser o caminho mais óbvio para melhorar a saúde de alguém, porque a comida nos sustenta e serve de substrato para a formação dos tecidos do corpo humano. "Evite comer o que lhe faz mal" parece um conselho simples, mas, se sua prioridade ao se alimentar for sentir prazer, gerir o tédio ou compensar um dia difícil, talvez suas escolhas alimentares não considerem com a devida atenção o efeito desses alimentos na sua saúde.

O **sono** é um sistema de recolhimento. Para você conseguir dormir direito, primeiro precisa criar um ambiente que acolha esse processo, esse momento de interiorização no qual você perde consciência do mundo exterior e desliga seus sentidos.

O **movimento** é a natureza do corpo humano. Se você tem um corpo e ele não se mexe, isso significa que você não está fazendo o básico. E, se você não sabe usar o corpo direito, ele desiste de você. A dinâmica do corpo humano é a seguinte: tudo aquilo que você não usa, você perde.

O quarto pilar da saúde é o **silêncio**. Para mim, silêncio é igual a presença. Impossível de ser explicado, ele deve ser sentido, vivenciado e praticado.

Tudo isso faz sentido, não? Alinhando os quatro pilares, muito se organiza dentro de você e o efeito altera sistemas maiores e menores – porque tudo está conectado. Então uma pessoa que está dormindo bem e se exercitando tem a saúde mental mais estável, estabelece relacionamentos melhores, faz melhores escolhas. Alguém que se alimenta bem sente mais disposição, não precisa de multivitamínicos ou remédios para dormir. Tudo faz sentido e, no fundo, todo mundo sabe que os quatro pilares são importantes. Mas *como* alinhá-los é a grande questão. E é isso que vamos estudar a seguir.

EXISTEM
QUATRO PILARES
BÁSICOS PARA
VOCÊ VIVER
COM SAÚDE:
O SONO,
A ALIMENTAÇÃO,
O MOVIMENTO
E O SILÊNCIO.

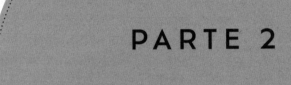

PARTE 2

ENTREGA

CAPÍTULO 4

Pesadelos

"Toda noite, quando vou dormir, eu morro.
E, quando acordo na manhã seguinte, renasço."
Mahatma Gandhi

ENTREGA TAMBÉM É CORAGEM

Muitas vezes associamos coragem a atos heroicos, do tipo que acontecem uma vez na vida. Na concepção da maioria das pessoas, coragem é salvar uma criança de se afogar, pular de um penhasco para mergulhar no mar ou então enfrentar milhares de pessoas para dar uma palestra. Mas o que aprendi, ao longo da vida e do estudo do Ayurveda, é que coragem, na maioria das vezes, é um ato cotidiano, silencioso, repetitivo e tem a ver com entrega.

A entrega não é algo sobre o qual se fala muito no Ocidente, mas é uma parte importante da filosofia do ioga (que não é a mesma coisa que Ayurveda, apesar de ter nascido no mesmo lugar). Quando falamos de entrega na filosofia hindu, isso costuma a ser usado em relação ao ego. Quem começa a meditar, por exemplo, está exercitando a entrega do ego na meditação, permitindo-se observar o funcionamento do corpo e da mente.

Isso fica fácil de entender ao relacionarmos com sono: você consegue dormir tendo plena consciência do processo? Imagine tentar pegar no sono pensando: *Agora vou dormir, meus olhos vão fechar, meu corpo vai começar a relaxar, estou respirando mais profundo, entrei na primeira fase do sono, agora vou entrar em REM e sonhar.* Ninguém dorme racionalizando o sono – porque é preciso entrega. Da mesma forma, na meditação é preciso abrir mão da racionalização e do controle para permitir uma tomada de consciência sobre quem você é de verdade.

Ainda vamos falar bastante de meditação, mas já fica a dica de que o princípio é o mesmo: o sono tem a ver com essa capacidade de entrega, o que acontece naturalmente quando uma pessoa se prepara para dormir. Se você pensa: *Eu tenho que dormir agora, não vai ter jeito* – e quem tem insônia sabe bem do que eu estou falando. Quanto mais você se obriga a dormir naquele horário, mais ativa a mente fica e, consequentemente, mais distante o sono.

E essa entrega não precisa de racionalização: você se entrega ao sono desde que era um bebezinho, sem qualquer resistência ou pensamento consciente de como fazer isso, porque faz parte da experiência humana. Tem um livro muito lindo que se chama *Bhagavad Gita*. Eu o li pela primeira vez com 15 anos e até hoje ele continua sendo meu livro preferido. É um texto religioso hindu escrito em sânscrito, parte do poema épico indiano chamado *Mahabharata*. Nele, há um diálogo entre Krishna, que representa a sabedoria e a divindade, e Arjuna, que representa o aluno que busca entendimento. Esses dois personagens se encontram no campo de batalha de Kurukshetra, logo antes do início de uma guerra, e conversam sobre as principais aflições humanas e a busca por uma vida plena e sagrada. É um dos textos mais importantes da história da humanidade, cujo capítulo final fala sobre entrega.[8]

Krishna diz que Arjuna deve abandonar todas as religiões e processos que lhe foram explicados; ele simplesmente deve render-se, ou seja, entregar-se a Ele (não ele como pessoa, mas como consciência divina transcendental), e isso o libertaria. Sendo assim, a capacidade de entrega é mais importante do que tudo o que ele sabe sobre os processos, qualquer religião ou dogma. Na filosofia em que

---

8 Vale a pena ler o livro todo, mas aqui estou falando do seguinte verso: "Abandone todas as variedades de religião e simplesmente renda-se a Mim. Eu o libertarei de todas as reações pecaminosas. Não tema". *Bhagavad Gita*, Capítulo 18, verso 66.

vivemos no mundo atual, entregar-se ou render-se muitas vezes é tido como sinônimo para se deixar derrotar, como um fracasso, e por causa disso tentamos o tempo todo ser ativos, combativos e racionais. Mas entregar-se é todo o significado da iluminação – e é talvez a coisa mais difícil de se fazer quando temos uma mente tão ativa quanto a nossa.

Para mim, pessoalmente, o processo de escrever este livro é um ato de entrega. E preciso de muita coragem. Eu escrevo, reescrevo, planejo, reviso, corto, adiciono, mas no fim do dia preciso me expor e não consigo controlar como isso será recebido por quem está lendo. É preciso me entregar. Posso ser mal interpretado ou não ser interpretado. Coloco a minha história aqui para que ela ajude você a se identificar com a prática do Ayurveda, com os 4 Pilares da Saúde, mas preciso resistir ao impulso de ultrarracionalizar e de querer controlar tudo.

"O que as pessoas vão pensar?"

"Será que deveria falar mais de mim e da minha história?"

"Se eu falar muito de mim, este livro pode virar uma viagem egoica?"

"Se eu não falar de mim, será que pode parecer a história de um guru que quer ensinar a única verdade para as pessoas?"

Questionamento atrás de questionamento da mente. Assim é sua natureza. Se eu der espaço para tudo o que a minha mente problematiza sobre esse processo, o livro não vai sair. E quase não saiu mesmo. Cheguei até a pensar em assinar com um pseudônimo para não me expor tanto. Foi preciso me entregar, montar esse conteúdo do jeito que meu instinto e minha intuição mandam, que minha experiência como professor orienta e aceitar que, mesmo se for o melhor material do mundo para mim, pode não ser para muita gente. E tudo bem. É preciso deixar a vida acontecer, por mais que isso entre em conflito com a ideia que temos de nós mesmos, com a nossa necessidade de controle. É preciso se entregar, e é por isso que o livro se chama *Os 4 pilares da saúde*. O seu desafio aqui é entender uma nova forma de ver a sua saúde e a sua vida. O meu maior desafio é aceitar que eu preciso oferecer mais de mim para que esse processo fique mais leve para você. Eu me entrego daqui e você se entrega daí. Combinado?

O que é se entregar para você? Essa é a pergunta que qualquer pessoa que tem dificuldades para dormir deve se fazer em primeiro lugar. É se render, se deixar derrotar, ou soltar uma mala já muito pesada de segurar? Entregar-se a uma mudança de vida, a uma risada, a um acontecimento que você não entende e, principalmente, a simplesmente existir, que vivenciamos ao dormir. Recolher seus sentidos, suas preocupações, sua agenda, suas notificações de telefone, a mente crítica da qual você se orgulha e simplesmente, ao se afundar no colchão, entregar sua mente e seu corpo para a noite desconhecida.

COMO VOCÊ VEM DORMINDO?

O primeiro Pilar da Saúde é o sono. E a sua capacidade de dormir bem, de ter uma noite de sono restauradora, tem tudo a ver com a sua capacidade de se entregar a um momento que você não controla.

E por que é tão difícil se entregar? Por uma questão muito simples, que é o fato de o ser humano ser um animal. E, dentro da cadeia alimentar, todos os bichos morrem na boca de outro. Só que, ao sairmos da cadeia alimentar uma realidade absurda se tornou possível, que é morrer bem velhinho, cercado pelas pessoas que amamos. Nós não éramos um bicho que morria de velho, e sim por ser comido ou de doenças. O ser humano já foi um animal e, por isso mesmo, lidava com o risco constante de ter outros bichos querendo comê-lo. Isso significa que, para um ser que precisa ficar entre sete e oito horas em repouso absoluto, desconectado dos seus sentidos, o sono é um momento de muito risco – é o momento de maior vulnerabilidade que você terá no dia.

Um animal que está tentando sobreviver a esse cenário natural de cadeia alimentar torna-se muito sensível a estímulos externos para se proteger. Ainda mais no caso do ser humano, que é um bicho mais fraco que os outros da floresta, que não enxerga no escuro, que não é rápido nem tem a capacidade de se camuflar no ambiente. Já reparou que, como indivíduos, somos vulneráveis no meio natural? Se você está dormindo na savana africana e ouve um barulho, isso significa que pode ser um leão se aproximando sorrateiramente. E nós evoluímos para ouvir esse leão. Para ouvir um barulhinho e falar: esse barulho não é daqui, é estranho. Quem foi criado ou já viveu em cidade pequena, com pouca gente mesmo, costuma conseguir identificar quando um carro diferente está passando na rua, por exemplo. Se nosso corpo é comparativamente fraco, nossa mente desenvolveu ferramentas muito incríveis de sobrevivência no meio natural.

Agora pense comigo: o seu período mais vulnerável do dia é o momento em que você é desconectado dos seus sentidos. Essa é a definição de sono para o Ayurveda: quando a mente, incluindo os órgãos sensoriais e motores, está exausta e se dissocia de seus objetos, o indivíduo dorme. E a dificuldade aqui está em sair do seu estado de alerta, do estado de sobrevivência. De ir contra o seu instinto primordial e se desligar.

A MENTE E OS SENTIDOS

A vida, na perspectiva do Ayurveda, é a união destes quatro elementos anteriormente mencionados: *sharira* (o corpo), *indriya* (os órgãos dos sentidos), *sattva* (a capacidade cognitiva) e *atma* (aquilo que você é). Quando eles se juntam, há vida, tem *ayush* ali. Nesse entendimento, a mente e os sentidos são elementos que podem ser estudados separadamente.

No momento em que a mente está conectada com os órgãos dos sentidos, se eu faço um barulho, você ouve esse barulho. Se alguém lhe mostra uma foto, você vê a foto. Quando alguém encosta no seu corpo, você sente esse toque. De noite, estamos tão cansados que ocorre uma desconexão da mente com os órgãos dos sentidos. Essa é a explicação fisiológica do sono para o Ayurveda.

Isso significa que, quando você está dormindo, esse contato se perde e, por isso, é possível descansar. A qualidade do seu sono é a qualidade desse momento de desconexão. Se você consegue criar um cenário de desconexão propício para essa entrega, o sono será melhor; caso contrário, será pior.

Então, resumindo: existe um animal que, para sobreviver, precisa ouvir o leão que está tentando se aproximar sorrateiramente. Agora pegue esse bicho e o coloque na frente de uma tela de televisão que está exibindo um filme com explosões e dragões (já deu para perceber que sou fã de *Game of Thrones*?). Esse ser não é feito para descansar com explosões acontecendo. A gente não foi feito para descansar com um barulhinho de fundo que seja. Se o ambiente no qual dorme tem barulho, você não vai dormir direito. E daí o seu descanso fica bagunçado.

Comece a pensar se algo atrapalha seu sono. Barulho, movimentos. Por exemplo, se o seu marido ou a sua esposa ronca e se mexe muito, talvez fosse melhor vocês experimentarem dormir em camas separadas – se todo mundo estiver dormindo bem, garanto que o amor só vai se fortalecer. Se você tem um gatinho lindo, fofo, felpudo, que fica andando na sua cara durante a noite, você não vai dormir direito, e isso vai cobrar um preço alto do seu corpo. Se você tem um cachorro muito fofinho que fica arranhando sua cama para chamar a atenção durante a noite, você não vai descansar direito. Se tem som de televisão ou, pior ainda, luz de televisão ou de roteador, qualquer forma de luminosidade... Por mais que você use um tapa-olho, o corpo, que tem sensores fotossensíveis em toda a sua superfície, sente a luz na pele. Já reparou nisso? Se você sofre qualquer estímulo durante a noite, o seu sono não vai ser bom. Então, para poder se entregar, você vai precisar analisar quais são as suas condições externas que facilitam ou dificultam esse momento.

Não existe fórmula mágica ayurvédica para ter um sono bom. Sono é entrega, e um bom facilitador para se entregar é transformar o seu quarto em um templo do sono. Ele tem de ser todo feito para você entrar ali e dormir. Muitas vezes, o melhor quarto para dormir é um cômodo no fundo da casa que não tenha janela, só uma cama, no qual você entre, feche a porta e durma na maior escuridão. Crie um templo do sono, no qual consiga entrar e não se preocupar com mais nada, a não ser se deitar na cama e se desconectar.

É claro que, muitas vezes, essa não é uma realidade possível. Algumas pessoas não conseguem criar esse tipo de ambiente perfeito porque têm um bebê em casa que acorda durante a noite, por exemplo. E tudo na vida são escolhas. No momento em que você tem um bebê, você abre mão de um monte de coisa para criar aquele ser da melhor forma possível, mas também precisa entender que está abrindo mão do seu sono – e tudo bem por um tempo. Muita gente gostaria de ter ouvido isso antes de ter filhos, mas a realidade é que um bebê vai deixar sua rotina de sono fora do normal por pelo menos dois anos.

Outro exemplo é o do plantonista: um médico que dá plantão abre mão do sono em prol da sua missão de servir a sociedade e sabe que isso vai afetar a sua saúde. Meu argumento aqui não é que você deve fazer tudo de forma perfeita, mas que deve ter consciência do efeito sobre a sua saúde e a liberdade das escolhas que você faz.

A maioria das pessoas que eu atendo demonstram surpresa ao descobrirem que dormem mal, porque já aceitaram socialmente que dormir mal é normal, que é isso aí mesmo. Acham que o comum é dormir com barulho de carro, com luz de televisão ou em um colchão mole ou duro demais que os faz acordar com dor nas costas. É tão normal dormir à base de estímulos que criaram uma função na televisão que se chama timer, um recurso pré-programado para desligar a TV depois de quinze ou trinta minutos. Essa necessidade global de colocar o timer na TV surgiu porque todo mundo dormia com a TV no quarto ligada. Qual é a qualidade do sono de uma pessoa que dorme com barulho de TV? É nula. Você até acha que dorme, mas a sua mente não, porque ela vai continuar conectada com os objetos dos sentidos. Não tem como a mente se desconectar de explosões. Por uma questão evolutiva de sobrevivência mesmo, entende? Sono é entrega. Se você está em um ambiente estimulado e não consegue diminuir esse estímulo, você não vai dormir bem.

DORMIR MAL É COMUM, MAS NÃO É NORMAL

Estima-se que até 30% da população mundial tenha insônia.[9] Isso significa que as pessoas têm dificuldade para dormir, não dormem direito ou não conseguem dormir por um tempo adequado. Mas o que seria esse tempo adequado? Quantas horas por noite um ser humano deveria dormir?

Existe uma série de estudos bastante interessante,[10] que deixa bem claro que entre sete e oito horas parece ser a quantidade de sono ideal para a maioria dos seres humanos. Quem dorme menos do que sete horas e quem dorme mais do que oito horas, na maioria dos estudos realizados, tem maior risco de desenvolver diversos problemas de saúde, como o câncer. É claro que cada momento da vida pede por uma quantidade de horas de sono. Por exemplo, um bebê, uma grávida ou uma pessoa que está doente não precisa seguir uma quantidade específica de horas de sono – provavelmente, nesses casos, o corpo precisa de ainda mais tempo. Mas, para uma pessoa média, saudável, entre sete e oito horas é suficiente. O sono também oscila dependendo das atividades realizadas.

Outro apontamento bastante interessante é que a redução ou o aumento do sono também tem relação muito clara com a perda de memória, sobre a qual tem um papel claro e comprovado em sua consolidação.[11] E essa é uma das reclamações mais comuns em meu consultório. Muita gente reclama que a memória anda fraca, e a primeira coisa que eu questiono é o sono do paciente, buscando entender como ele acorda, como ele se sente, qual é a qualidade do sono, o que ele faz antes de ir para a cama.

---

9 SLEEP FOUNDATION. *Sleep Statistics*, 2022. Disponível em: <https://www.sleepfoundation. org/how-sleep-works/sleep-facts-statistics>. Acesso em: 6 jan. 2023.

10 WALKER, M. *Por que dormimos?* Rio de Janeiro: Intrínseca, 2018.

11 SLEEP FOUNDATION. *Memory and sleep*, 2022. Disponível em: <https://www.sleepfoundation.org/how-sleep-works/memory-and-sleep>. Acesso em: 6 jan. 2023.

"CORAGEM, NA MAIORIA DAS VEZES, É UM ATO COTIDIANO, SILENCIOSO, REPETITIVO E TEM A VER COM ENTREGA."

Acredito que qualquer tipo de profissional da saúde precisa ter como prioridade olhar para o sono do paciente muito antes de pensar em prescrever um monte de comprimidos ou diagnosticar a pessoa com perda de memória precoce, Alzheimer e outras doenças mais graves. Muitas vezes, essa pessoa simplesmente está cansada. Ela não está com Alzheimer, está cansada. Ela não está com um problema muito sério de déficit de atenção a ponto de precisar tomar ritalina, mas está cansada, precisando dormir. O remédio não vai resolver isso.

RITMO CIRCADIANO

Em 1938, dois pesquisadores, Kleitman e Richardson, decidiram fazer um teste. Eles entraram em uma caverna superprofunda, sem nenhuma exposição à luz solar, e se propuseram a ficar seis semanas morando nela.[12] Levaram consigo vários equipamentos de medição do corpo, batimento cardíaco e suprimentos. Eles queriam ver o que acontecia quando o ser humano ficava seis semanas sem nenhuma exposição à luz solar. Eles não conseguiram completar esse período, mas perceberam o seguinte: algumas das coisas em que acreditávamos antes desse experimento caíram por terra. Uma delas é que o ser humano dorme e acorda simplesmente por causa da luz solar.

A hipótese, na época, era de que o ritmo da pessoa, de dormir e acordar, ficaria totalmente perturbado pela falta de contato com a luz solar. E não foi isso que eles constataram. Na verdade, existe uma tendência natural do ser humano a estar desperto durante umas dezesseis horas mais ou menos por dia, seguido por um período de descanso de oito a nove horas. Então, eles não acordavam e dormiam em horas aleatórias, mas despertavam naturalmente, ficavam acordados durante um tempo extenso e depois dormiam durante oito ou nove horas.

---

12 THE UNIVERSITY OF CHICAGO LIBRARY. *Mammoth cave.* Disponível em: <https://www.lib.uchicago.edu/collex/exhibits/discovering-beauty/mammoth-cave/>. Acesso em: 6 jan. 2023.

Portanto, essa tendência é natural não só por causa da luz solar, mas também por haver alguma coisa no nosso corpo que faz com que isso aconteça. E eles perceberam que, se você somasse mais ou menos o tempo em que a pessoa ficava desperta e o tempo em que estava dormindo, dava mais ou menos 24 horas, um dia. Não exatamente isso; a maioria dos seres humanos tem um período de vigília mais longo do que um dia, mas é mais ou menos isso. E olha só: a expressão "mais ou menos" em latim é *circa* e um dia é *diano*, então o ritmo é *circadiano*, ou seja, o ritmo que acontece mais ou menos em um dia, como se fosse o fluxo hormonal natural que faz com que a pessoa esteja desperta ou dormindo, independentemente do contato dela com a luz solar.

Outra coisa que Kleitman e Richardson perceberam é que não é natural para um ser humano ficar acordado a noite toda. Hoje já está comprovado que a vigília noturna aumenta a predisposição para desenvolver uma série de doenças, a saber: cardiovascular, câncer, entre outras.[13] Então, respeitar esse ritmo natural também tem tudo a ver com a manutenção da saúde.

DORMIR DURANTE O DIA

Ao contrário dos sistemas modernos, que sugerem que o sono humano natural é bifásico (ou seja, você deveria ter dois momentos de sono, um momento mais longo, de oito a nove horas, e um mais curto, uma cochilada, uma sesta, uma soneca), a visão ayurvédica é claramente contra essa interpretação. Em geral, no Ayurveda o sono diurno é absolutamente contraindicado.

Quando o sono diurno é possível? Existem alguns casos especiais. Por exemplo, uma mulher grávida pode dormir a hora que quiser e precisar, assim como um bebê ou uma criança muito jovem.

---

13 JOHNS HOPKINS MEDICINE. *Lack of sleep and cancer: is there a connection?*, 2023. Disponível em: <https://www.hopkinsmedicine.org/health/wellness-and-prevention/lack-of-sleep-and-cancer-is-there-a-connection>. Acesso em: 6 jan. 2023.

Você não vai acordar seu bebê de seis meses porque você é ayurvédica e ele está dormindo de dia. Se você tem alguma doença, pode dormir durante o dia, porque seu corpo provavelmente está precisando de recuperação e descanso e vai pedir por isso na forma de sono. Se você é muito velho, pode dormir durante o dia.

Durante o pico do verão em países bem quentes, você também pode dormir durante o dia. Vale lembrar que o verão, na literatura ayurvédica, é uma estação do ano de pico intenso de calor quando não se tinha ventilador nem ar-condicionado (os textos foram escritos há milhares de anos, lembra?). A reação do corpo ao ar-condicionado não é uma reação de verão. O verão em que você pode dormir é aquele em que não dá nem para respirar direito, é o verão que aquelas tribos nômades que moram no deserto do Saara experienciam, e é por isso que eles normalmente param no meio do dia, encontram uma sombrinha debaixo de uma árvore qualquer e não se mexem durante o dia inteiro. Se faz calor onde você mora, mas você não experiencia de verdade esse calor, o sono diurno não é indicado.

Outras indicações para o sono diurno são os casos excepcionais, que não podem virar rotina. Então, por exemplo, se você perdeu a janela de sono por algum motivo – o seu filho acordou durante a noite ou ocorreu alguma situação incomum e você teve de ficar acordado por uma emergência –, os Samhitas recomendam que você compense o sono que perdeu, pela metade, durante o dia. Assim, se você precisa de oito horas de sono e dormiu seis horas, ficaram faltando duas horas. Você pode pegar essas duas horas que faltaram e dormir metade delas, ou seja, uma hora, durante o dia. Essa é a maneira de compensar o sono noturno de dia.

Se você dorme durante o dia, especialmente depois de comer, é bom ter em mente que o sono prejudica muito a sua digestão. Isso é óbvio: enquanto você dorme, o metabolismo diminui. Se o corpo está tentando digerir e você para tudo e dorme, a digestão será prejudicada.

Se você precisa dormir durante o dia por algum dos motivos citados anteriormente, é melhor dormir *antes* de comer. Tire um cochilo antes da sua refeição e, em seguida, estará apto a digerir melhor os alimentos. A verdade é que a maioria das pessoas hoje em dia têm uma digestão ruim. Comem mais do que deveriam e em horários inapropriados, aí a digestão não funciona direito, a barriga fica pesada depois de comer e esse peso dá sono, gerando uma bola de neve de problemas. Dormir antes da refeição dá o descanso de que o corpo precisa e até ativa o *agni*, a digestão.

Só que isso é exceção, não regra. Se você tem uma rotina noturna que faz com que todo dia durma muito tarde e compense durante o dia, isso já não é mais exceção, virou regra. No momento em que o sono diurno se torna uma regra, ele gera um monte de problemas para o corpo humano.

A vigília noturna causa aspereza no corpo e dormir durante o dia causa oleosidade. Esse é o efeito básico do sono no corpo: ficar acordado resseca o corpo e dormir o lubrifica. Porém, dormir sentado não faz nem uma coisa nem outra. A gente chama isso de sono de monge, que é quando, depois do almoço, você se senta um pouquinho e dá uma descansada. Você pode até dar uma miniapagadinha, mas, como está sentado, não vai dormir de verdade.

A oleosidade é sempre uma consequência natural do sono. O problema é que o excesso ou a privação de sono geram excesso ou escassez de oleosidade, o que gera problemas. O corpo oscila naturalmente ao longo do dia: ele está mais seco em certos momentos, mais oleoso em outros, mais quente em algumas horas, mais frio em outras. Por isso, não é bom subverter as rotinas naturais do corpo – e o sono é parte delas.

CAPÍTULO 5

Sonhos

*"Descanse; um campo que descansou
dá uma colheita abundante."*

Ovídio

VOCÊ SE PERMITE DESCANSAR?

Um questionamento que eu ouço bastante é: "Matheus, dormir me parece um desperdício. Por que eu vou jogar fora um terço da minha vida não fazendo nada?". Realmente, dormir oito horas por dia é bastante – e a necessidade disso pode ser explicada.

Como sabemos, o ser humano passa o dia inteiro em um estado de estresse controlado para realizar atividades diversas. Um dos elementos fundamentais para explicar a necessidade de sono para o corpo é um processo chamado estresse oxidativo, que é o desequilíbrio entre a produção de espécies reativas de oxigênio (os radicais livres), prejudiciais quando presentes em excesso, e a defesa antioxidante do organismo, sendo uma das principais causas de danos celulares.

Esse desequilíbrio pode causar envelhecimento precoce e levar a uma série de doenças.[14] Foi comprovado que, no momento em que dormimos, parece que o corpo dá, digamos assim, "uma lavada"

---

14 ECYCLE. *Entenda como o estresse oxidativo afeta sua saúde.* Disponível em: <https://www.ecycle.com.br/estresse-oxidativo/>. Acesso em: 6 jan. 2023.

nesse estresse todo.[15] Quando o corpo não dorme o suficiente, ele não consegue se recuperar e o risco de adoecer aumenta muito.

O sono é um momento de recuperação física e mental, basicamente um recolhimento. É entrar em um templo de silêncio e se entregar para uma minimorte até o dia seguinte. Como dizem os Samhitas ayurvédicos: você faz como a lótus, que de noite se fecha. Hoje em dia, a nossa sociedade não valoriza esse processo de se recolher e "morrer" por algumas horas para renascer com o sol, porque a nossa cultura pede muito para que a gente se volte para fora o tempo todo, para que mostre o que faz nas redes sociais e veja o que os outros fazem, para que busque inspiração em tudo que é externo: filmes, redes sociais, estímulos como um todo.

As pessoas vão se deitar vendo séries. O roteador fica no quarto e emite luzes coloridas. Pegamos no sono com o celular na mão, dando aquela última curtida ou vendo aquele último vídeo. Então, você está voltado para fora quando deveria estar para dentro. É preciso entender a base do sono como um processo de recolhimento, e começar esse processo muito antes da hora de dormir vai resultar das duas uma: ou você não vai ter uma noite de sono adequada ou seu sono não vai ser bom. A insônia é uma das consequências disso.

SONO E IMUNIDADE

Sono e imunidade têm a ver? A resposta é sim. Há um estudo muito interessante publicado pelo Sheldon Cohen e outros pesquisadores sobre o sono e a suscetibilidade de infecção pelo vírus da gripe comum.[16] Eles fizeram um teste com 150 voluntários durante catorze

---

15 VEIGA, E. Dormir tem função antioxidante, aponta estudo. *BBC News Brasil*, 2018. Disponível em: <https://www.bbc.com/portuguese/geral-44812543#:~:text=Estresse%20prejudica%20o%20sono&text=%22Isso%20sugere%20que%20o%20estresse,corpo%20como%20para%20o%20c%C3%A9rebro>. Acesso em: 6 jan. 2023.

16 COHEN, S.; DOYLE, W. J.; ALPER, C. M. et al. Sleep habits and susceptibility to the common cold. *Arch Intern Med*. v. 169, n. 1, p. 62-7, 2009. Disponível em: <https://pubmed.ncbi.nlm.nih.gov/19139325/>. Acesso em: 6 jan. 2023.

dias consecutivos, no qual colocavam as pessoas para dormir em intervalos diferentes e pingavam no nariz delas o vírus da gripe comum. Dependendo da quantidade de sono da pessoa, era medida a suscetibilidade de ela ser infectada pelo vírus. E, como seria de se esperar, as pessoas que dormiram melhor, por volta de oito horas por noite, demonstraram ter mais defesas contra essa infecção.

Ainda, há estudos científicos discutindo sobre como a quantidade de sono pode alterar a sua expressão genética.[17] Apenas uma semana de privação de sono é suficiente para alterar a atividade de centenas de genes humanos. Os vinte e seis participantes foram expostos a uma semana de sono insuficiente (5,7 horas) e uma semana de sono suficiente (8,5 horas). Após cada período de sete dias, os pesquisadores coletaram e analisaram amostras de sangue que incluíam ácido ribonucleico (RNA), que transmite informações genéticas do DNA para proteínas produzidas pelas células.

Os resultados mostram que o sono inadequado afeta a atividade de mais de setecentos dos nossos genes, incluindo os que estão ligados ao controle da inflamação, imunidade e resposta ao estresse. Assim, os genes responsáveis, por exemplo, por um processo inflamatório no corpo podem ser regulados para cima com menos sono: o corpo vai ficar mais inflamado, com mais tendência a desenvolver tumores. E ao mesmo tempo os imunogenes, responsáveis por melhorar a imunidade, são regulados para baixo, ou seja, piorados, se manifestam menos, são prejudicados quando dormimos menos horas.

Os autores descobriram que o número de genes afetados pela privação do sono era sete vezes maior após uma semana de sono insuficiente. Se, além de estar preocupado com a sua imunidade, quiser melhorá-la, a primeira coisa a fazer é procurar ter uma boa noite de sono. Olha que interessante: os 4 Pilares da Saúde (sono, alimentação, movimento e silêncio) podem alterar até a sua expressão genética.

---

17 PAPROCKI, J. A privação do sono afeta os genes. *AASM*, 1º de março de 2013. Disponível em: <https://sleepeducation.org/sleep-deprivation-disrupts-genes/>. Acesso em: 6 jan. 2023.

HIGIENE NOTURNA

Ter uma boa noite de sono é saber prepará-la. Por conta de tudo que já vimos aqui, dá para entender que se entregar e se recolher é especialmente difícil para o ser humano. Em uma pesquisa sobre a relação entre o uso de celulares e o sono,[18] as pessoas foram expostas a celulares em modo avião, ou totalmente ligados, mas com o som no mudo. A ideia era descobrir se a recepção e a emissão de sinal pelo celular afetariam o corpo da pessoa de alguma maneira.

É fato conhecido que o corpo humano é sensível à radiação. Pode parecer coisa de ficção científica, mas na medicina moderna isso já está mais do que estabelecido. O uso de um aparelho eletrônico modifica o comportamento do corpo humano. Os pesquisadores estavam tentando entender se o celular teria algum efeito sobre o sono. E descobriram que uma pessoa que dorme com o celular ligado perto dela, mesmo que ele esteja no mudo, sem produzir nenhum calor ou ruído, tem o sono afetado. As pessoas que não sofreram nenhuma consequência estavam com o celular no modo avião ou equivalente. Os celulares ligados, recebendo ou emitindo sinal, prejudicam o adormecimento em vinte a trinta minutos. Se a maioria das pessoas já demora esse tempo para pegar no sono, quem dirá aquelas submetidas ao celular, que tendem a adormecer em mais ou menos quarenta ou cinquenta minutos.

Meia hora por dia pode não parecer muito, mas são três horas e meia por semana, mais de quinze horas por mês e 150 horas no ano. Com tudo o que já sabemos sobre os efeitos da diminuição de descanso e do estresse oxidativo sobre o corpo humano, acho que fica claro o quanto são importantes esses vinte ou trinta minutos para um repouso adequado.

Então, se for possível, a recomendação é que você pelo menos coloque o celular em modo avião na hora em que for dormir. Se você

---

18 SKERRETT, P. J. Cell phone use stimulates brain activity. *Harvard Health Publishing*, 2011. Disponível em: <https://www.health.harvard.edu/blog/cell-phone-use-stimulates-brain-activity-201102231548>. Acesso em: 6 jan. 2023.

tem medo de que aconteça alguma emergência e alguém precise entrar em contato no meio da noite, recomendo ter um telefone fixo em casa. Assim, só as pessoas que de fato tiverem necessidade urgente vão ligar para esse número. Uma opção ainda melhor é deixar o celular na sala, para ele poder tocar. Só que aí ele vai ficar longe de você. Entenda: se o celular estiver, além de perto do seu corpo, recebendo ou enviando informação, ele pode prejudicar o tempo que você demora para pegar no sono.

É bom considerar que, se você é uma pessoa que trabalha muito, está sempre conectada, a sua mente não vai desligar facilmente. E outro hábito que torna o desligar impossível é comer logo antes de dormir. Você come e na prática diz para o corpo: "Vou dormir e você continua aqui digerindo, tá?". Mas, ao dormir, o corpo diminui suas atividades e a digestão fica ruim.

A digestão é um trabalho imenso do corpo, e ele não vai aceitar ser sobrecarregado bem na hora de se recuperar – e você vai rolar na cama até esse processo avançar. Por isso, comer e dormir logo em seguida não é uma boa ideia. E nós ainda temos a cara de pau de nos perguntarmos por que estamos dormindo mal. O sono é uma etapa ótima de metabolização, de separação e de organização do equilíbrio químico do corpo. Não é à toa que a maioria das pessoas vai ao banheiro de manhã, quando acorda. Por isso, para dormir bem, é necessário já estar com o corpo mais tranquilo e tentar comer até três horas antes de se deitar. Você não vai descansar se precisar digerir enquanto dorme, então recomendo que você deixe seu estômago em paz de noite.

Nós lidamos com o corpo sem muita preocupação com os efeitos dos nossos hábitos sobre ele. O corpo é como o estagiário mais mal pago do escritório: "Faz isso aqui e pronto, essa é a sua função". E, quando o corpo dá problema, transferimos essa responsabilidade para um médico. Mas quem que comeu tudo aquilo? Quem dormiu mal? Quem não presta atenção por um segundo às coisas que está fazendo? Se a gente não tomar consciência da nossa participação na geração do desequilíbrio, não adianta só buscar um milagre. Não vai ser uma erva sagrada do Himalaia que vai resolver o nosso problema.

E, quando uma pessoa consegue reconhecer que dorme mal, ela começa a buscar alternativas para resolver esse problema. Mas dificilmente alguém que dorme mal decide começar a recuperação cortando eletrônicos antes de dormir ou o café ao longo do dia. Quem dorme mal, normalmente começa a tomar remédio para dormir, acorda sob efeito desse medicamento e muitas vezes precisa de outro para acordar. Apesar de este capítulo ser sobre sono, o comportamento se espalha para todas as áreas da saúde: a digestão está ruim, por que não um remédio para digerir? O corpo está doendo, nada mal um analgésico. O sono vai mal, que tal uma cápsula?

Vivemos a metáfora do chute na parede o tempo todo. Lembra dela? Mas esses remédios não funcionam 100% – e pior: a maioria gera efeitos colaterais. Dali a pouco aparece um efeito adverso e você começa a tomar outro remédio para resolver o efeito colateral do primeiro. Por isso, essa conversa que estamos tendo é tão importante: existem muitas coisas que você pode mudar antes de começar a se medicar. Estratégias simples que vão surtir efeito imediato e você vai se sentir melhor e mais descansado.

INSÔNIA E PESADELOS

A insônia, além de ser um martírio para quem a tem, é um movimento contrário à natureza do sono. Quando você passa por um episódio de insônia, fica ligado em um horário que seria de desligamento. Então, é mais importante ainda preservar a hora de desligar eletrônicos e limpar seu quarto de distrações, porque, se não se preparar antes de dormir e o fizer em um ambiente agitado, você estará dando margem para a mente ficar louca e espaço para a dinâmica insone. Muitas vezes, meu conselho para um paciente é: "Medite por cinco minutos". E a maioria responde: "Impossível. Não consigo ficar sentado cinco minutos". Se você não consegue ficar sentado cinco minutos, é óbvio que não vai conseguir dormir direito, percebe? Porque o sono é isto: é você deitado, parado, durante oito horas. É a questão da entrega que conversamos no capítulo anterior: talvez treinar a entrega meditando por alguns minutos ajude você a saber quais são os caminhos mentais para se entregar na hora de dormir.

Assim como a insônia vai contra o ritmo natural do corpo, os pesadelos não condizem com o nosso fluxo. Os sonhos são a mente processando tudo o que aprendemos ao longo da noite. Você fecha os sentidos, mas a mente vai continuar com aquele processo ali dentro e vai lhe mostrar um filminho de tudo em que ela está trabalhando. A mente que você cultiva ao longo do dia é a mesma que vai ter durante o sono. Eu já tive muitos pesadelos. Apesar de sempre ter dormido bem, desde que me conheço por gente lembro de ter muitos pesadelos, sonhos extremamente reais, violentos. É possível dizer que já matei e já morri de todas as formas possíveis enquanto dormia. Eu era muito agitado, assistia a muita televisão antes de dormir, me alimentava de estímulos à noite – como a maioria das pessoas faz. E isso estimulava a minha mente e meu inconsciente, trazendo todo esse estímulo para o sono.

Meus sonhos eram tão assustadores que muitas vezes eu acordava sem saber se aquilo tinha sido mesmo um sonho. Teve uma noite em específico que me lembro como se fosse hoje. Sonhei que minha mãe, uma das pessoas que mais amo no mundo, sabe?, tinha morrido. E esse sonho foi tão real que eu acordei certo de que tinha mesmo acontecido. Foi de quebrar o coração. Você não imagina minha reação quando eu escutei um barulho vindo do quarto dela. Saí correndo e quase pulei em cima dela de felicidade. Ela deve ter achado que pirei...

Quando peço para você desacelerar para dormir, saiba que para mim isso também foi um desafio. Eu era o maior fã de um filme antes de ir para a cama. Assistia a milhares de suspenses, de filmes violentos, intensos, e minha mente precisava trabalhar muito para processar essa informação enquanto eu dormia. A hiperestimulação não tinha um botão de "desliga, que agora vamos dormir". E por muito tempo precisei me educar para não sofrer mais com esses pesadelos.

O problema é que, em vez de passar por essa jornada de reeducação, a maioria das pessoas começa a criar uma identidade baseada nestas características:

"Eu sou insone."

"Eu sou estressado."

"Eu sonho muito."

Como algo que elas "são" e não apenas estão passando, entende? O uso do verbo ser, em vez do verbo estar, pode tornar esse sofrimento muito mais difícil de tratar. Você pode até dizer: "Eu sou uma pessoa nervosa", mas a verdade é que você não é uma pessoa nervosa, você *está* nervosa, talvez durante tanto tempo que agora você se identifica assim. Você não precisar "ser" essas coisas. Você pode entender que *está* uma coisa agora e pode *estar* outra coisa daqui a pouco. Essa virada de chave é libertadora, porque poucas coisas geram tanto sofrimento quanto a identificação com um estado de saúde indesejado.

Isso tudo me lembra uma história contada por uma amiga querida: um dos seus melhores amigos, que é insone, diz isso sem a menor cerimônia para quem quer que seja. Desde que se conhece por gente, nunca dormiu bem, nunca consegue dormir cedo e, quando vai dormir, em geral fracassa e fica na cama assistindo a vídeos até o sol nascer. Ele diz que faz isso porque já passou madrugadas inteiras em silêncio, virando de um lado para o outro na cama, e não surtiu efeito. Então parou de se estressar por não poder dormir e agora aproveita a madrugada tentando induzir o sono enquanto assiste a algo. Daí na Páscoa a turma dela decidiu fazer uma viagem a um sítio, e o grupo todo era muito diurno. As pessoas acordavam cedo, faziam café juntas, iam para a piscina, aquela coisa de viagem em grupo.

No primeiro dia, todo mundo foi dormir perto da meia-noite, e esse amigo ficou no quarto dele seguindo a mesma rotina e acordou depois das 14h no dia seguinte. O grupo, por sua vez, já tinha almoçado, guardado comida para ele e continuava seguindo o dia. À noite, como estava frio, eles ficaram conversando em volta de uma fogueira e foram dormir até um pouco mais cedo – um por um, toda a roda se recolheu, inclusive esse amigo. No dia seguinte, ele dormiu até as 8h. Acordou um pouco mais tarde que o restante, que acordava muito cedo mesmo, mas disse que tinha dormido muito bem, chegou no quarto e "capotou". No terceiro dia, quando todo mundo acordou às 7h, ele já tinha passado o café – e estava saindo para cortar a lenha da noite.

Não é que ele "era" insone, é que existia um conjunto de hábitos que ele não tinha. E não precisou nem de uma semana para reverter isso. Ele só estava com uma galera mais "natureba", comendo em horários diferentes, com menos estímulo de eletrônicos, fazendo mais atividades durante o dia, ouvindo menos barulho no meio do mato. Vivendo com outros hábitos, o corpo reagiu rapidamente – e agradeceu. Como todo mundo ali estava em outro ritmo, foi fácil para ele se adaptar, mas provavelmente, sem consciência de que foi isso o que aconteceu, ele deve ter voltado a "ser" insone na cidade grande quando o feriado acabou.

O sonambulismo também é muitas vezes tratado como característica de personalidade. Mas lembre-se: o ser humano não foi feito para andar durante a noite. Se estiver fazendo isso, é preciso tratar a qualidade da mente e do corpo da pessoa, que estão agitados no momento em que ela deveria estar desconectada dos sentidos. Existem muitos casos de sonambulismo que estão associados à alimentação, estilo de vida e traumas e que devem ser tratados por especialistas.

O ronco é outro caso que pode ter uma série de causas, por isso você vai precisar começar a se observar e entender como dorme. Existem diferentes tipos de ronco. Ele pode ser postural, por exemplo. Pode ser causado por um excesso de peso, que também gera essa pressão sobre o seu aparelho respiratório. Às vezes, se você muda a posição da pessoa que está roncando, ela para de roncar, o que pode significar um problema de postura ou de qualidade do colchão e do travesseiro. Só sugiro mais urgência e que procure um médico se você acorda quando ronca, a ponto de ser tão forte que você mesmo não consegue dormir. Nesse caso, é preciso investigar o que está acontecendo. Se o ronco o acorda, é hora de se preocupar.

ACORDAR PARA URINAR É NORMAL?

O ideal é que você consiga dormir uma noite inteira sem se levantar. Se você está precisando acordar para fazer xixi, tem alguma coisa que não está legal. Isso pode acontecer, por exemplo, se a pessoa tem hipertensão e toma diurético. Nesse caso, o problema não é o sono, mas o diurético. Mas, se o corpo está saudável, você faz o último xixi antes de dormir e aguenta bem até a hora de acordar. Esse é o "normal" fisiológico. Acordar no meio da noite não só vai interromper o fluxo natural do sono, já que há várias fases de sono necessárias para descansar de verdade, como também o fluxo pelas fases do sono.

Se você está tendo esse problema, tente beber água duas horas antes de ir para a cama. Se você vai dormir à meia-noite, beba água às 22h. Dê um tempo para o seu corpo fazer essa última filtragem e faça o último xixi antes de dormir. Assim, sua bexiga estará vazia o suficiente de urina. O corpo vai produzi-la a noite inteira e, quando você acordar, a primeira coisa que vai fazer é ir ao banheiro. É natural acordar com a bexiga cheia. Aí você vai ao banheiro, faz xixi e bebe água devagar para se hidratar. Mas fazer isso logo antes de dormir (ou pior, durante a noite) não é uma boa ideia. Pense comigo: ao dormir, você só está deitado dormindo. Pode ficar com a consciência tranquila, você não vai desidratar durante a noite a ponto de ter algum problema de saúde.

A desidratação gradual noturna é normal e não é sentida se você estiver se hidratando o suficiente ao longo do dia. Eu digo "ao longo do dia" pois não adianta compensar a falta de hidratação ao longo do dia tomando muita água de noite. Os textos clássicos do Ayurveda recomendam, inclusive, o consumo de água em pequenas quantidades ao longo do dia. Bebericar é o ideal. Como estamos explorando aqui, o sono exige estar desconectado dos sentidos durante o tempo necessário para o repouso. Se você acordar, vai se conectar com os sentidos. E aí acabou o sono, o sono terá sido rompido, então evite acordar o máximo que puder.

A PREPARAÇÃO PARA O SONO

Imagine que você vai viajar de carro para outro estado. Não sei onde você mora, mas eu passei a maior parte da minha vida no Rio de Janeiro. Imagine aqui uma viagem até São Paulo. Você se prepararia para ela, não é? Você calibraria o pneu, encheria o tanque, compraria água, faria um sanduíche. Você estudaria qual é o caminho, saberia onde parar para comer, para ir ao banheiro. Você não entraria em qualquer carro no meio da rua e dirigiria sem se preocupar se está tudo bem com o veículo. A palavra aqui é preparo. Uma viagem de cinco ou seis horas exigiria um preparo mínimo.

Agora, aplique esse mesmo raciocínio ao sono. Diariamente, você dorme por um período mais longo do que muitas viagens interestaduais. E o tempo que a maioria das pessoas investe no preparo dessa viagem é zero. A pessoa quer dormir com a televisão ligada com timer, mexendo no WhatsApp, e acha que o corpo tem a obrigação de desligar perfeitamente, de dormir incrivelmente e de acordar totalmente descansado, sem ter recebido o mínimo de cuidado e preparação para isso acontecer. Se você vai fazer uma viagem de oito horas e não dedica nenhuma atenção ao preparo dela, não vale se surpreender quando essa viagem for ruim.

O sono (chamado de *nidra* em sânscrito) é considerado um dos 4 Pilares da Saúde. De acordo com os textos milenares do Ayurveda, ele está na base de tudo: felicidade e tristeza. Se você parar para pensar que o sono é um dos pilares fundamentais da sua vida, vai perceber que, se você não der nenhuma atenção para ele, a maior probabilidade é que ele seja ruim. E aí a sua saúde geral fica ruim também.

Nós fabricamos músculo durante o sono, e não na academia: causamos microfissuras musculares na academia e, durante o sono, o corpo restaura esses músculos, gerando hipertrofia. Nós fixamos a memória durante o sono, assim como equilibramos os hormônios. Em muitos casos a que atendo, inclusive, basta sugerir que a pessoa durma mais para que o próprio corpo ajuste seus desequilíbrios e encontre um estado de saúde bom.

Olhe que interessante: esse conhecimento é natural para os demais animais. Por exemplo, quando meus cachorros estão doentes (onde moro, atualmente cuidamos de três cachorros resgatados), eles se enrolam em uma bolinha no canto e ficam quietos até melhorar. Perdem o apetite e evitam outras atividades. Essa sabedoria está presente também nos seres humanos. Que fique claro: não estou sugerindo que as doenças não devem ser tratadas. Quando eu percebo que a Cleo ou a Mingau (duas das cachorrinhas que resgatamos) não estão bem, a gente as deixa descansar e, se não houver melhora, as levamos, sim, a um veterinário. O interessante é que muitas vezes só o descanso e um pouco de jejum já resolvem muitos problemas. O corpo dá seus sinais, e se você aprender a escutar com carinho pode destravar também a potência curativa do seu sono.

A verdade é que, se você deixar, o seu corpo está o tempo inteiro se curando. O problema é que a gente não deixa. Se você pensar no pré-sono, que é a preparação para essa viagem, vai ver que tudo que faz durante o dia tem o poder de interferir na qualidade da sua noite. Não só o que você faz logo antes de dormir, mas também o que você toma no café da manhã pode prejudicar seu sono muitas horas depois.

O PROBLEMA DO CAFÉ

Falando em café da manhã, vamos falar sobre o consumo de café. A maioria absoluta das pessoas que eu conheço começa o dia com pelo menos uma xícara de café. Algumas adoçam. Outras adicionam leite. Há ainda aquelas que fazem misturas elaboradas com nomes mais elaborados ainda (uma vez eu vi um *mocha spicy pumpkin latte*, que era uma mistura de café com leite, abóbora, pimenta e mais Deus sabe o quê).

Pela questão de o consumo do café ser complexa, vamos falar sobre a adenosina, uma substância produzida pelo próprio corpo. Ela faz parte de diversos elementos do metabolismo, mas, quando o

SONHOS

assunto é sono, sabemos que, a partir do momento que você acorda, vai acumulando adenosina no seu sistema. Essa substância chega a um ponto, normalmente à noite, em que você sente a pressão do sono de maneira absolutamente natural, mas tem um antídoto muito potente: a cafeína.

Então, imagine que você tem receptores específicos para a adenosina, que está circulando pelo seu corpo e acaba grudando neles. Ela vai impactando esses receptores, e eles vão lhe dizendo que você está ficando cansado, que é hora de se recolher. Mas, como a cafeína compete com a adenosina por esses mesmos receptores, é aí que a história fica interessante. A cafeína ocupa esses receptores e não deixa a adenosina entrar. Assim, o seu corpo não recebe o feedback da adenosina e acaba ficando desperto. Esse é exatamente o efeito que a maioria das pessoas espera mesmo do café. Até aí parece que está tudo bem. Mas a adenosina não some. Você não tem a sensação de pressão do sono porque os receptores estão ocupados pela cafeína, mas a adenosina continua circulando pela sua corrente sanguínea. E aí o que acontece? Quando o efeito da cafeína passa, você tem o que a gente chama de *crash*. Ocorre uma queda brutal de energia por causa da "deficiência" de cafeína. Na verdade, você acumulou tanta adenosina em circulação que, na hora que o efeito da cafeína passa, a conta chega rapidamente. Não é à toa que às vezes, no dia seguinte, você se sente um zumbi e dorme pior.

No momento em que não tem acesso ao café, você pode ficar um trapo, se arrastando, pode acordar de manhã já não se sentindo bem. Então, você acaba gerando não só um vício químico como também psicológico. Como as pessoas que tomam café não percebem que ele tem um efeito de longa duração no corpo, elas acham que um cafezinho no café da manhã não vai afetar a noite de sono delas. Mas elas podem estar enganadas: muitas pessoas levam de 12 a 24 horas para metabolizar a cafeína. Isso significa que o café que você toma de manhã pode prejudicar seu sono de noite, sim. Isso varia muito de pessoa para pessoa, então talvez não afete no seu caso, mas, além da questão da adenosina, a cafeína pode afetar a relação com outros químicos naturais do corpo e, assim, prejudicar a noite de sono ou mesmo gerar efeitos no longo prazo.

Será que você ficou tão chateado comigo com essa história que abandonou o livro? Espero que não. Entenda: eu não estou falando mal ou banindo o café. Estou apenas convidando você a experimentar um tempo sem ele, caso você tenha problemas para dormir. Eu não ganho nada se você tomar mais ou menos café, percebe? Estou só querendo mesmo ajudar você. O fato é que muita gente ignora que é o café tomado de manhã cedo que prejudicou o adormecer de noite. Se você dormiu mal a ponto de precisar tomar um café de manhã para acordar, ou se você não é ninguém de manhã se não tomar seu café, você precisa olhar para o que está acontecendo com o seu sono. Depois de dormir, você acabou de fazer a atividade que mais o descansa. Se, ainda assim, continuar cansado, não vai ser durante o dia que você vai descansar, porque, por definição, o dia é a atividade que cansa.

Se o café não lhe fizer bem e você simplesmente não conseguir parar, estamos falando de um vício. E não vale a pena viver com nenhum. Eu sempre falo que saúde é liberdade. Se você depende química ou psicologicamente de alguma coisa que pode prejudicar a sua saúde – aí não importa se é café, brócolis ou heroína –, isso é vício, e infelizmente você não pode dizer que é livre de verdade. Se você é viciado em café, por exemplo, eu o convido a revisitar esse vício, a ir reduzindo a dose bem devagar, semana após semana, e assim, tirando aos pouquinhos essa obrigação da sua vida. Fique um tempo sem tomar café e observe se isso pode deixar você com um sono melhor.

Pessoalmente, eu não tenho nada contra o café. A verdade é que, como qualquer plantinha, o café tem um potencial medicinal incrível e pode ser usado de forma benéfica em muitos casos. O problema aqui é o vício em café e o efeito específico dele no seu Pilar do Sono. Se você se sentar de vez em quando para tomar um cafezinho com os seus amigos, isso é uma coisa. Outra coisa é você acordar de manhã e não conseguir funcionar antes de tomar o seu café – porque aí virou vício. Vício é prisão. Saúde é liberdade.

"O SONO É UM MOMENTO DE RECUPERAÇÃO FÍSICA E MENTAL, BASICAMENTE UM RECOLHIMENTO."

COMO DESPERTAR?

O Ayurveda entende que a saúde humana se beneficia de rotinas pois somos parte da natureza, que, como tal, é cíclica. Passamos pelas estações do ano, fases da lua, ciclos de um dia ou até de uma hora, por exemplo. E o ato de despertar marca o fim do ciclo do sono.

Os Samhitas recomendam que você acorde todos os dias em um horário chamado *Brahma Muhurta*. *Muhurta* é uma unidade de tempo de cerca de 48 minutos, e cada dia é dividido na visão védica em trinta *muhurtas*, cada um com um nome específico. *Brahma Muhurta* é uma janela de tempo entre 96 minutos e 48 minutos antes do nascer do sol e é o horário que o Ayurveda recomenda como o ideal para você despertar. Nessa hora, o dia já está clareando, mas ainda falta o sol aparecer no horizonte. Esse é o horário ideal para acordar, mas apenas se você dormiu cedo o suficiente para ter descansado o bastante. Acordar no *Brahma Muhurta* é excelente, mas, se você não conseguiu ter suas sete ou oito horas de sono, é melhor acordar mais tarde e respeitar o seu descanso. Se algo impede você de dormir mais cedo, como o trabalho ou o estudo, minha recomendação é que você faça o melhor possível para respeitar a quantidade de horas de que precisa.

O que aprendemos nos Samhitas é que, se você quer ter saúde e uma vida boa, precisa prestar atenção ao seu corpo. Precisa observar como ele desempenha suas rotinas e como se adapta a mudanças de contexto e de ambiente. Um exemplo simples de como funciona a auto-observação para criar e adaptar rotinas é que, quando chega o inverno, você se agasalha, come coisas mais pesadas, se aquece. Quando vem o verão, usa roupas mais leves, tem menos vontade de comer, quer comidas mais leves, talvez acorde mais cedo. Suas rotinas precisam estar em sintonia com as da natureza. Apesar de muitas vezes não parecer, nós somos parte dela.

Para acordar, vale a mesma consciência. Quando você acorda, qual é a sua rotina? Onde você coloca sua atenção? Você acorda e já vai pegando o celular? Imagine isso: você usa um alarme para acordar, assim que abre os olhos já pega o celular e vê que tem quinze e-mails novos, trinta mensagens no WhatsApp, cinco outras de texto, um monte de notificações... E aí você não só acorda alarmado como também atrasado e ansioso. A sensação mais comum é que o dia nem começou, mas você já fracassou. O tom, o ritmo, o tambor do dia é o atraso. E a gente se pergunta por que 100% dos pacientes que atendo na clínica estão ansiosos, deprimidos ou os dois. Por que será?

Preste atenção a isto: a qualidade da sua mente antes de você dormir determina a qualidade do seu sono. A qualidade da sua mente assim que você acorda determina a qualidade do seu dia. Você precisa construir uma rotina matinal que lhe permita levar a sua saúde – física e mental – na direção que você quer.

De acordo com o Ayurveda, a primeira coisa que você deveria fazer ao acordar de manhã é observar o seu corpo. Pode se entregar à preguiça sem vergonha de ser feliz. Faça as coisas devagar. Vá ao banheiro, se olhe no espelho, lave o rosto, escove os dentes. Olhe para si e tente entender como está o seu corpo. Como está a sua digestão? Você jantou ontem à noite e já digeriu o alimento? Como estão os joelhos? O joelho esquerdo pode estar desconfortável hoje. Pense se é porque está mais frio e úmido, por exemplo. No verão, talvez você não sinta tanto essa dor no joelho. Como está o pescoço? Nossa, esse travesseiro está bem melhor do que usava antes, porque aquele outro o deixava todo dia com um pouco de dor no pescoço. Você deve se observar antes de qualquer outra coisa. Como estão as pernas? Como está a barriga? Como estão os braços? Como você está se sentindo de forma geral? Como estão suas emoções? Você dormiu e descansou bem? Ou dormiu mal?

Agora, compare isso que estou lhe sugerindo com, ao acordar, seu primeiro impulso ser pegar o celular. Olhe para dentro antes de colocar sua atenção para fora. Responda às suas demandas antes das dos outros. Isso aqui pode parecer pouco, mas confie quando lhe digo que tem o potencial de mudar a sua vida completamente.

Esses capítulos de sono são para que você desperte de verdade para a importância do sono e para o fato de que ele é parte da rotina. E quem a faz é você. Você acha que o seu corpo deveria dormir incrivelmente bem sem fazer nada para isso acontecer? Aí quer fazer isso de maneira despreocupada durante trinta, quarenta, cinquenta anos? E quando começa a dar problema você acha justo ficar indignado ou surpreso com o corpo? Entenda: não é o seu corpo que está falhando com você, mas exatamente o contrário. Seu corpo está pedindo para você melhorar essa relação há trinta anos, e você está constantemente ignorando esses pedidos. Eu vim aqui lhe lembrar de que sua relação com os 4 Pilares da Saúde precisa de atenção e de nutrição, assim como qualquer relacionamento na sua vida.

O mais importante nisso tudo é você estar consciente da sua capacidade de escolha. Assim, você pode escolher a vida que quer levar sem ter a desculpa da falta de conhecimento. Você sabe que um sono prejudicado pode ser a causa de uma série de problemas, então essa é uma escolha que você faz. Os 4 Pilares servem para isto: você precisa olhar e decidir o que funciona e o que não funciona para você.

Enfim, se observar e poder decidir pela rotina que pode lhe gerar mais saúde, mais energia e mais bem-estar. E, de repente, ter a coragem de se expressar a respeito disso, dizendo, por exemplo, para seu companheiro ou companheira que você preferiria tirar a TV do quarto ou então que seria melhor dormir em camas separadas porque o ronco dele ou dela atrapalha seu sono. Dizer para o seu chefe que a partir das 20h até as 8h seu celular passará a ficar desligado. Dizer para o seu amigo que não tem como ir jantar às 21h porque você dorme muito mal depois. Faz sentido? Você não deveria precisar da minha permissão para isso, porque essa permissão já é sua. Só que você precisa ter firmeza na sua decisão e não sentir culpa por ir contra a corrente. Lembre-se de que, em uma sociedade doente, às vezes ser saudável pode parecer radical.

O QUE SE PERGUNTAR SOBRE SEU SONO?

- Eu durmo bem?
- Meu quarto é um lugar relaxante, feito para dormir ou para fazer outras coisas?
- Eu consigo desligar meus eletrônicos antes de dormir?
- É difícil, para mim, não pensar em nada na hora de dormir?
- Como eu me sinto quando acordo?
- Quando foi a última vez que passei um dia inteiro sem tomar café?
- Eu consigo me entregar ao sono?
- Eu tenho "medo" da hora de dormir, já antecipando que será uma luta para pegar no sono?
- Qual é a primeira coisa que eu faço ao acordar?
- Qual é a qualidade da minha auto-observação pela manhã?

PARTE 3

PRIORIDADES

CAPÍTULO 6

Escolhemos todos os dias

*"As coisas que importam mais nunca devem estar
à mercê daquelas que importam menos."*

Johann Wolfgang von Goethe

Eu sei que muita gente é capaz de pular toda a primeira parte do livro e vir direto aqui, o capítulo da alimentação, esperando uma lista de suplementos ou especiarias que ajudem na saúde. Por isso o nome do capítulo nem é "Alimentação". E, sinto dizer, não vai ser hoje que você vai precisar sair para comprar cúrcuma e assa-fétida. A alimentação é muito importante, é a base da nossa vida, e não por acaso os meios de comunicação já se deram conta disso.

Nós estamos vivendo um momento de explosão de conteúdos com diferentes linhas de pensamento sobre o que é uma alimentação saudável – existe quem seja low carb e defenda só comer proteína animal e vegetais nas refeições, assim como macrobióticos, veganos, keto, mediterrâneos, e por aí vai. A internet tornou possível conhecer todas essas linhas e acompanhá-las – assim como muita gente acompanha o Vida Veda. O tempo todo surgem, inclusive, superalimentos e tendências de suplementos para você completar sua dieta. E eu não estou aqui para falar de nenhum deles – nem bem nem mal –, mas para refletirmos sobre qual é o papel da alimentação na nossa saúde, que não é só colocar comida para dentro, e também sobre escolhas.

Existe tanta informação sobre dietas, tantos nutricionistas, tantos aplicativos de acompanhamento que, se saúde fosse só sobre alimentação, e se alimentação fosse só sobre comida, a humanidade inteira já estaria curada, não é mesmo? Mas a grande questão é que, não importa o quanto você saiba como deve comer, ingerir o que você precisa ainda depende de uma escolha. E fazer escolhas pode ser difícil em uma sociedade que vende o tempo todo novos lanches, novos suplementos, novos pacotinhos com barrinhas de proteína e, ao mesmo tempo, abre uma hamburgueria em cada esquina. Vamos falar então sobre o que pode realmente mudar a sua alimentação: prioridades.

EXISTEM ÉPOCAS NAS QUAIS AS PRIORIDADES MUDAM

A adolescência é uma fase louca para todo mundo, e comigo não foi diferente. Aconteceu alguma coisa quando eu estava perto dos 14 anos, quando comecei a fazer caratê por influência de dois amigos meus e curti muito tudo que existia sobre lutas marciais. Meus amigos logo desistiram, e eu embalei, entrei tão de cabeça que cheguei a ser bicampeão estadual carioca de caratê shotokan. E, antes de entrar nesse mundo, eu não gostava muito de ler, não era um bom estudante. O que me fez gostar de ler foi o caratê. Mas, de tão fissurado que fiquei no negócio, fui ler o livro da história do fundador do caratê, Gichin Funakoshi, *Karatê-Dô: o meu modo de vida*. Esse livro foi a origem, o início de tudo para mim, e eu juro que essa história tem a ver com alimentação.

Com a leitura desse livro, eu comecei a ficar fascinado pela cultura oriental. Como naquela época não tinha Google, então no fim do livro a editora colocava assim: "Se você gostou deste livro, talvez também goste de...", dando algumas sugestões de outras obras. E eu entrava na livraria e comprava as sugestões. Foi aí que comecei a ler. Um livro foi puxando o outro, e eu comecei a ficar fascinado por Japão, China, Índia, pela cultura e pelo conhecimento oriental.

E isso foi tão longe que qualquer dinheiro que eu ganhasse era para comprar livros. Aí eu me sentava e ficava lendo aqueles livros e entrando na vida daquelas pessoas. Eu li a *Autobiografia de um Iogue*, de Paramahansa Yogananda,[19] aos 15 anos. Eu o levava para o colégio e me sentava no recreio com os meus amigos em uma roda, e, enquanto a galera trocava ideia, eu ficava lendo. Passei minha adolescência inteira assim.

E, nessa busca por mais coisas da cultura oriental, eu fui pesquisar e encontrei um grupo que fazia tai chi chuan na praça e eu comecei a ir. Descobri outro que fazia ioga na praia também, bem cedinho, lá pelas seis da manhã. E depois disso eu comecei a ler sobre tudo que era religião, biografias de muitos líderes de diversas religiões.

Nesse caminho, li a biografia do Conde de Saint Germain, que falava que ele era vegetariano, sem nunca ter ouvido falar disso, nem saber ao certo o que era um. Depois li Yogananda, que também era adepto desse regime alimentar. E um dia, do nada, me deu um clique. Acordei e eu não estava com vontade de comer carne. Eu acho que virou alguma chave na minha cabeça e falei: "Cara, não estou a fim de comer carne". E eu me sentei à mesa com a minha família para comer, e aí eu comi o arroz, o feijão, o que tinha lá, menos a carne.

Aí no outro dia eu não estava a fim de comer carne, e não comi. Depois de uma semana sem comer carne, a minha mãe começou a questionar: "Por que você não está comendo carne? Você parou de comer carne?", e eu respondi que achava que sim, que eu tinha parado de comer carne. Dona Cris (minha mãe) ficou muito preocupada com esse movimento, porque ninguém na minha família era vegetariano. O pessoal ficou com medo: de que eu não ia crescer, de que eu ia ficar doente, de que eu não ia desenvolver direito.

E o doido disso tudo é que eu sempre tinha sido extremamente carnívoro. A gente brincava que me levar para um rodízio de churrascaria era dar prejuízo para o estabelecimento. Eu amava comer carne, e minha família sempre foi a imagem típica de uma família

---

19 Yogananda, P. *Autobiografia de um iogue*. Los Angeles: Self-Realization Fellowship, 1946.

brasileira carnívora. E aparentemente do nada alguma coisa havia mudado. Mas o que exatamente? Você pode chutar o óbvio: minha consciência. Sim, claro. Mas dá para ir além nesse raciocínio: quando a minha consciência mudou, ela também alterou o meu sistema de prioridades. A partir do momento que me envolvi com o caratê, esse sistema inteiro começou a mudar. E eu comecei a buscar alimentos que estivessem mais de acordo com a nova perspectiva que nascia com a minha adolescência.

O ALIMENTO É A BASE DE TUDO

Da mesma maneira que o Charaka Samhita falou do sono, ele fala do alimento, que não só sustenta a vida de todos os seres vivos no Universo como também é indispensável para a continuidade dela. Ele diz que a compleição física, a claridade, a boa voz, a longevidade, a genialidade, a felicidade, a satisfação, a nutrição, o vigor e o intelecto, tudo isso depende diretamente da alimentação.

Além disso, ele coloca na conta da alimentação um monte de coisa que a ciência moderna demorou para acompanhar – mesmo tendo a máxima de Hipócrates, o avô da medicina moderna, que já dizia que o alimento deveria ser o seu remédio. O Charaka Samhita, antes mesmo de Hipócrates, já dizia que o alimento não só influencia o seu corpo, como também a sua mente e a sua felicidade. Ou seja, se você quer ser uma pessoa não só mais saudável mas também mais inteligente, deve se alimentar melhor.

É interessante observar que os textos clássicos do Ayurveda chegam a ponderar que um monge pode ser extremamente dedicado em suas obrigações, pode fazer oferendas, meditações, manter seus rituais perfeitamente, mas, se ele não se preocupar com o que estiver consumindo como alimento para o seu corpo, pode ir tudo por água abaixo. E não se trata de se alimentar apenas em termos de comida e de bebida, mas de pensamentos, emoções e dos diversos estímulos que encontramos ao longo da vida.

O alimento é a base da vida, do corpo e de toda a realidade. Não adianta você ter uma profissão incrível e se sentir supersatisfeito se você não estiver nem aí para o que come. A base da saúde é também a base do seu sucesso profissional, que também é a base do seu sucesso espiritual, a base da qualidade da mente que você tem. Tudo isso é fundamentado no alimento, de acordo com o Charaka Samhita, é a base de tudo que você faz. Não existe nada que não esteja conectado com a maneira que você come.

Muitas vezes um paciente vai dizer na consulta: "Mas o meu problema não é de comida, mas sim de sono". E eu sugiro prestar atenção ao que aquela pessoa come antes de dormir, por exemplo. E, ao fazer isso, ela muda não só a rotina noturna alimentar como também a maneira como dorme. Se tudo que você tem de corpo físico é constituído de alimento, é óbvio que tudo que você faz o tempo inteiro – com os seus filhos, o seu marido, o seu trabalho, a sua família, enfim, com o que quer que seja – depende de alimento.

ALIMENTAÇÃO É UMA QUESTÃO DE PRIORIDADE

Eu lhe disse que sono é sinônimo de entrega e que a qualidade dele deriva diretamente da qualidade dessa entrega, da sua capacidade de estar em um lugar que o possibilita desconectar dos objetos dos sentidos. No caso da alimentação, o sobrenome, o apelido de pilar da saúde, é *prioridade*. É a capacidade de fazer escolhas com prioridades claras. A sua capacidade de ter uma alimentação decente deriva diretamente da qualidade das suas prioridades.

Começamos este capítulo falando sobre isto: a maioria das pessoas sabe o que é bom comer e o que não é, mas conseguir cumprir com a proposta de comer as coisas saudáveis já é outra questão. Eu vejo isso na minha experiência clínica todo santo dia. É óbvio que há algumas coisas sobre as quais não temos certeza, contando com algumas dúvidas. Mas as pessoas conhecem a base de como é uma alimentação saudável.

A questão não é que você não conhece o último estudo científico sobre mirtilos e antioxidantes. Não é isso. A questão é que a maioria de nós tem dificuldade de agir de acordo com o que já sabe que deveria fazer. Você não precisa ter um doutorado em nutrição funcional para saber que tem pelo menos três coisas que você pode melhorar agora mesmo a respeito da sua alimentação. Você já sabe o suficiente para dar o próximo passo. Você sabe que sua saúde precisa de alimentos *in natura*, por exemplo, mas o seu esquema de prioridades talvez não esteja calibrado para isso.

Vamos imaginar como é ir a um restaurante. Você se senta à mesa e abre o menu. Qual é a pergunta que você se faz quando o abre? O que você está buscando ali? Se a pergunta que você estiver fazendo na sua cabeça for *o que aqui é mais gostoso?*, o processo de decisão sobre o que comer é feito com essa prioridade. E preste atenção às palavras: você está se perguntando não só o que é muito gostoso ali, mas também o que é *mais* gostoso ali.

Ao buscar comer o que é mais gostoso, muitas vezes abrimos mão de opções saudáveis. Talvez existisse uma opção gostosa e saudável, mas ela não era a mais gostosa de todas, por isso acabou sendo excluída pelo seu filtro mental. Percebe como nossa mente pode ser mimada? Quando digo mimada, é no sentido de que ela quer as coisas *só* do jeito que ela quer. O que significa que, ao olhar o menu se questionando sobre *qual é a coisa mais gostosa?*, você descobre a coisa mais gostosa, e automaticamente a segunda coisa mais gostosa pode se tornar uma coisa até indesejável. Se você escolheu a musse de chocolate para a sobremesa e o garçom avisa que acabou, de repente a segunda opção, um cheesecake, não parece tão boa assim – mesmo sabendo que você também gosta dessa sobremesa. Tudo porque, de todas as sobremesas que existiam naquele menu, aquela que respondia à sua pergunta *o que é mais gostoso?* era a musse. Você já tinha se decidido pelo número 1, e o número 2 parece péssimo. E olhe que o número 2 não é o número 10, não é que você esteja entre uma musse de chocolate e uma sopa de chuchu para a sobremesa. Você está entre a musse de chocolate e o cheesecake, e, uma vez que você definiu o que é a sua prioridade número 1, não aceita nem a número 2. E isso é ser mimado, sim.

O meu argumento não é que o gostoso não deveria estar no seu dia a dia, porque é muito importante que o que a gente come seja apetitoso também. A proposta aqui é analisar suas prioridades, para que você consiga comer a coisa mais saudável e, ao mesmo tempo, gostosa. Se você se perguntar só o que é gostoso, vai habitar um universo, um conjunto dos alimentos gostosos. Se você se perguntar o que é saudável, vai habitar um conjunto do universo das coisas que são saudáveis. E muitas pessoas têm um sistema de prioridades estranho, que faz com que elas acreditem que a coisa mais gostosa nunca é saudável. Parece que são universos totalmente separados um do outro, incomunicáveis. Mas a real é que esses conjuntos de tudo que é gostoso e de tudo que é saudável têm pontos de contato. Há uma intersecção ali no meio. Um universo incrível no qual coisas que são muito gostosas também são muito saudáveis. Agora imagine comer dessa forma. Imagine que tudo que você coloca na boca é saudável e delicioso. A cada momento de prazer, sua saúde só melhora mais e mais. Um círculo alimentar virtuoso. Isso aqui não é um sonho distante, mas uma realidade possível que eu quero ajudá-lo a alcançar.

O CORPO É CONSTITUÍDO DE ALIMENTO

O Charaka Samhita, no *Sutrasthana* (o primeiro volume desta obra milenar), começa a falar de forma mais detida sobre alimentação a partir do capítulo 25. E no capítulo 28 ele diz o seguinte: "o corpo é constituído de alimento". Sendo assim: "deve-se ingerir alimentos saudáveis, apenas após uma cuidadosa avaliação. E não se deve ingerir aqueles que são insalubres como resultado de gula ou ignorância".[20]

Para o Charaka, isso aqui é óbvio, mas olhe que interessante: ele estava falando isso há 4 mil anos. Isso significa que estar com

---

20 *Charaka Samhita, Sutrasthana,* capítulo 28:41.

as prioridades desalinhadas não é algo novo. Não foi a indústria alimentícia que criou esse problema. Não foi o salgadinho que nos fez começar a comer errado. Parece que é da natureza do ser humano, se ele tem a oportunidade, fazer umas besteirinhas de vez em quando. Isso deveria nos causar um alívio. A gente está persistindo no erro há milhares de anos e já tinha gente criando maneiras de nos ajudar a acertar desde essa época.

O Charaka Samhita pede atenção em relação a isso, porque o corpo é constituído de alimento. Todas as células do seu corpo só são vivas enquanto elas se alimentam de maneira adequada, reproduzindo-se com base nesse alimento também. Então, você começou com uma célula, que foi a junção de uma célula do seu pai com uma da sua mãe, que se juntaram lá naquele momento mágico da natureza. Essa célula dá origem a dez trilhões de células, que é a quantidade média de células no corpo de um ser humano adulto. O que faz uma célula virar duas, e duas virarem quatro, e assim exponencialmente. A célula se alimenta e usa essa base de nutrição para formar tecidos e duplicar. Então é literalmente com base no alimento que você oferece para a célula que ela se reproduz. Você é o resultado dessa escolha, percebe?

Por isso precisamos pensar em começar uma mudança que não é grande, não é uma mudança radical de vida, mas de perspectiva. Se você está pedindo um lanche fora de casa, pode sempre olhar para ele e se perguntar: *Essa comida é gostosa? Ela satisfaz a minha necessidade de gostoso? Satisfaz. Ela é saudável? É muito saudável.* Então perfeito, ela é gostosa e, ao mesmo tempo, saudável.

E você sempre vai ter a oportunidade de pedir para adicionar umas três camadas de bacon frito no negócio. Isso ia ser mais gostoso? Para algumas pessoas, até seria. Mas deixa a sua refeição mais saudável? Não. Na verdade, se existisse esse termo, isso deixaria sua refeição "antissaudável". Isso porque a carne processada é considerada um carcinógeno classe 1 pela Organização Mundial da Saúde (OMS).[21]

---

21 WHO. *Cancer: carcinogenicity of the consumption of red meat and processed meat*, 2015. Disponível em: <https://www.who.int/news-room/q-a-detail/cancer-carcinogenicity-of-the-consumption-of-red-meat-and-processed-meat>. Acesso em: 6 jan. 2023.

Perceba que não estou falando de uma hipótese, mas de um fato. A Agência Internacional para Pesquisa em Câncer (IARC) da OMS liberou um relatório de cinquenta anos de pesquisa e estudo de câncer e, entre as suas conclusões com base em meio século de elaboração científica, deixou bem claro que: linguiça, todos os frios, todos os embutidos, presunto, bacon e outros tipos de carnes processadas são carcinógenos classe 1. Isso significa que temos evidências suficientes para sustentar que eles certamente aumentam o seu risco de desenvolver câncer. Essa "classe 1" é reservada para substâncias sobre as quais não temos dúvidas. Só para você entender, asbestos, plutônio e fumaça de motores estão incluídos aqui também. Muito louco isso, né? Então, no momento que você pega e bota bacon frito no seu prato, você está ativamente adicionando um alimento carcinogênico à sua comida.

Isso fala muito sobre nossa relação com as nossas prioridades, pois, ao decidir sobre o que vai colocar no prato (e na boca) só pensando em prazer, você pode estar sacrificando sua saúde.

Chegar a esse ponto de clareza sobre as suas prioridades muda totalmente a maneira como você se alimenta. Porque você vai a um restaurante, abre o menu e a sua pergunta pode ser: O que, neste menu, é mais gostoso *e* saudável? O que eu posso escolher, dentro dessas opções todas, que vai maximizar a minha saúde e, ao mesmo tempo, o meu prazer? Se cumprir só uma das duas funções, não resolve, o que significa que só ser saudável, mas não oferecer prazer, também não vai funcionar.

Uma vez em uma palestra em Brasília, me perguntaram isso: "Ah, Matheus, mas parece que para fazer Ayurveda tem que abrir mão do meu prazer". Eu defendi, assim como estou defendendo aqui, que não, você não precisa abrir mão do seu prazer. Perguntei em seguida o que dava muito prazer para aquela pessoa. Ela citou uma feijoada que come na casa da mãe. Pois bem, vamos destrinchar aqui, como exemplo, o que há em uma:

1. Tem arroz. Pronto, arroz não tem problema, é um alimento *in natura*, com nutrientes interessantes. Se for arroz

integral vermelho ou negro, ainda leva mais fitonutrientes e antioxidantes. Olhe que maravilha;

2. Tem farofa, outro alimento que não tem problema. Não sei como você faz farofa em casa, mas aqui a gente coloca farinha de mandioca (uma raiz excelente em termos nutricionais), alho e cebola (dois alimentos ricos em antioxidantes e com efeito antiproliferativo comprovado) e azeite de oliva (quando consumido *in natura*, carrega um potencial anti-inflamatório interessante). Eu ainda prefiro se for farofa de banana, mas aí fica a critério do cliente;

3. Tem couve, uma folha verde-escura incrível, com efeitos antioxidantes e uma riqueza de micronutrientes comprovada;

4. Tem feijão, que é uma leguminosa ótima, com uma densidade proteica considerável, além de diversos micronutrientes que contribuem para um perfil nutricional completo;

5. Aí no feijão a gente coloca tradicionalmente rabo de porco, toucinho, linguiça e outros alimentos de origem animal de efeito bastante questionável para a sua saúde. Alguns mais nocivos, outros menos.

Esses últimos itens da lista acabam comprometendo o perfil saudável da feijoada, mas você pode facilmente substituir isso tudo por cogumelos, abóbora, inhame, tofu... Quer dizer, os itens que não fazem tão bem são a menor parte da feijoada na verdade e não fazem lá muita falta (pelo menos na minha opinião). Percebe que eu não estou pegando toda a feijoada, jogando pela janela e a transformando em uma salada de alface? Não estou clamando por uma revolução total na qual todos só devem comer chuchu. Não é isso. Você só substituiria essas coisas que não contribuem para a sua saúde para chegar a um prazer que pode não ser igual, mas é muito parecido e imensamente mais saudável. Como eu disse antes, é uma questão de prioridades.

ESTABELEÇA SEUS PRÓPRIOS CRITÉRIOS

Vamos falar ainda sobre outros detalhes mais técnicos do Ayurveda, termos famosos como *agni*, por exemplo, mas nada disso servirá para nada se você não tiver um sistema de prioridades adequado e sólido, o que o fará ficar seguindo tabela (reparou que a gente volta sempre nesse assunto da tabela?). Você vai estar o tempo inteiro comendo de acordo com o que alguém disse que você deveria comer. Você vai comer no horário e um alimento que alguém determinou, e vai ser muito fácil se revoltar contra esse sistema supostamente saudável, porque ele pode estar indo contra tudo o que você sente e sabe sobre você. A tabela de alimentos recomendados para o seu "biotipo" não tem conexão nenhuma com a sua saúde individual, com o seu corpo específico, com a sua percepção da realidade.

A maioria dos adultos vive de acordo com critérios que outra pessoa estabeleceu, como uma herança ou pressão social que acaba governando nossas vidas. Na infância, são os pais e familiares que nos ensinam as regras da alimentação e o que é prioridade na hora de comer. É comum que essa influência se estenda para a vida adulta, na forma de preferências e até de vícios. Para você ter ideia, minha mãe uma vez veio me perguntar o que poderia mudar na alimentação dela, e eu respondi que aquele café da manhã que ela tomava todos os dias quase não tinha nutrientes. Era uma refeição à base de café com leite e pão com manteiga, bem típica dos lares brasileiros, né? Eu expliquei que o café não era ideal para a digestão dela, que podia piorar a ansiedade. Além disso, o pão consiste em farinha, fermento e sal, já a manteiga, em gordura pura e sal. Quer dizer, praticamente uma refeição vazia de nutrientes interessantes para a manutenção de uma saúde boa e para a promoção de longevidade.

Veja que eu só respondi porque ela perguntou (eu sei que não deve ser fácil ter a mim como filho). A resposta dela foi: "Mas, filho, quem me deu isso pela primeira vez foi a minha avó". Ela estava se referindo à minha bisavó Sofia. Eu me lembro de, quando pequenininho, ela falar carinhosamente comigo com seu sotaque português.

"NÃO IMPORTA O QUANTO VOCÊ SAIBA COMO DEVE COMER, INGERIR O QUE VOCÊ PRECISA AINDA DEPENDE DE UMA ESCOLHA."

Decidida a buscar uma vida melhor, ela tinha vindo para o Brasil direto da terrinha, onde trabalhava numa vinícola. Minha mãe sempre foi grudada na bisa Sofia. Sabe aquele amor de avó? Pois bem, era das mãos dela que minha mãe, ainda criança, recebia o café com leite e pão com manteiga todos os dias. Entende como isso é poderoso? Até hoje, quando ela come isso no café da manhã, ela tem um momento de encontro com a avó, que foi muito importante na vida dela. Não é só comida, percebe? É nostalgia, afeto, saudade, amor, carinho... tudo na forma de pão com manteiga e café com leite.

E eu não tenho a menor intenção de desqualificar essa conexão. Ao contrário, eu valorizo isso tudo demais. Mas, se você não tomar consciência disso, essa memória afetiva pode acabar governando a sua vida e a sua saúde. Existem tantos outros jeitos de manter essa memória e nossos laços de afeto vivos, mas no momento em que você faz uma opção emocional e a coloca na boca, ela dura apenas dez segundos, mas o corpo acaba pagando por ela pelo resto da semana. No fim das contas, você vai ter que digerir aquela comida, que vai acabar virando células e órgãos no seu corpo. E esse novo tecido pode ser saudável ou não, a depender da maneira que você come.

Quando eu falo para a minha mãe restringir o consumo de pão com manteiga e o café com leite, esse pedido pode chegar a seus ouvidos como se eu estivesse pedindo para ela abrir mão das boas memórias com a minha bisavó. Mas, no esquema de prioridades, o seguinte precisa ficar claro: ela prefere sentir aquela sensação de conexão com a avó Sofia a ter saúde? Será que não podemos assegurar a primeira sem abrir mão da segunda? A questão é que, em tantos momentos, a gente faz essa escolha sem parar para pensar nem por um segundo para tomar consciência do que estamos escolhendo.

Por isso que sou a favor de ter saúde e prazer, e existem muitas comidas em que essas duas esferas se encontram. Talvez não seja a coisa mais gostosa, mas a segunda mais gostosa, a nota 9, e não a nota 10. Aí ainda tem muito prazer, e ele é importante, porque, se precisa escolher entre prazer e saúde, você vai estar sempre em uma batalha perdida. O prazer tende mesmo a ganhar. Existe uma tendência natural do ser humano de busca por prazer. Se você tiver a sensação de que, para comer saudável, tem que abrir mão do prazer. Você vai fazer uma dieta, quer dizer, um processo de restrição calórica por um tempo limitado, que a gente bem sabe que não funciona.

A maioria das pessoas que faz dieta aguenta firme por um período curto de tempo e, quando a termina, acaba reganhando o peso todo e até mais. Olha que impressionante: apenas 5% das pessoas que perdem peso fazendo dieta conseguem mantê-lo por cinco anos.[22] Então fazer dieta como estratégia para perda de peso é comprovadamente ruim. Para a saúde então, é pior ainda, uma vez que você está se comprometendo a aceitar um sacrifício por tempo limitado, em busca de um ganho de longo prazo. Percebe como a conta não fecha? Dieta restritiva não é o caminho para melhorar na sua saúde – a melhora só acontece com uma mudança gradual e carinhosa no seu estilo de vida. Isso passa necessariamente por uma mudança de sistema de prioridades. No próximo capítulo, vamos falar sobre a digestão na perspectiva do Ayurveda, e isso tudo vai fazer muito mais sentido. Por enquanto, pergunte-se sobre a sua última refeição. Qual prioridade você usou para escolhê-la?

---

22 BROWN, H. The weight of the evidence: it's time to stop telling fat people to become thin. *Slate*, 24 de março de 2015. Disponível em: <https://slate.com/technology/2015/03/diets-do-no-t-work-the-thin-evidence-that-losing-weight-makes-you-healthier.html>. Acesso em: 6 jan. 2023.

CAPÍTULO 7

A descoberta do fogo

*"Uma pessoa com autocontrole vive cem anos
livre de doenças devido ao consumo de alimentos saudáveis."*
Charaka Samhita, *Sutrasthana* 27:348

VOCÊ É O QUE COME... É MESMO?

Você é o que come. Quantas vezes você já ouviu essa afirmação?
Eu discordo. Talvez se você fosse uma máquina, eu deixaria passar.
Mas entre você comer e se tornar o que come tem uma etapa fundamental. Um processo que, se malfeito, acaba gerando inúmeros
problemas. O nome dele? *Agni*, a digestão, que faz essa intermediação entre tudo o que você coloca para dentro do corpo e se transforma em seu organismo. Mas, se for mal processado, em vez de virar
tecido saudável, se transforma em tecido doente ou alimentos mal
digeridos que acabam sendo a base de processos inflamatórios e se
comportando como toxinas.

Por isso, você não é o que come, mas o que absorve do que
come. Você é a sua digestão. Alimentação é chamada de *ahara* em
sânscrito, e o organismo de quem se alimenta e não absorve o que
comeu forma essas toxinas que eu mencionei, que chamamos em
Ayurveda de *ama*, que são os produtos que o seu corpo não processou direito e que estão atrapalhando o funcionamento dele.

De nada adianta comer um monte de coisas incríveis se você
tiver um potencial de absorção horrível. E acho que foi esse pulo do

gato que faltou para muitas pessoas quando pensaram na nutrição humana, porque o pensamento corrente é pensar nela como se pensa em um carro, por exemplo. Ao colocar dez litros de gasolina em um carro que se desloca a vinte quilômetros por litro, ele vai andar a duzentos quilômetros. O carro é o que ele come. Só que com o corpo humano não funciona assim. Nem sempre os mesmos vinte litros de gasolina vão render a mesma quilometragem, entende?

A maneira mais moderna de ver nutrição, com base em micronutrientes e macronutrientes, oferece boas ferramentas para pensar a saúde, mas não funciona 100%, porque desconsidera essa parte da absorção. Se funcionasse, a gente podia tomar uma cápsula de micronutrientes todos os dias e comer apenas batatas. Além disso, há muitos estudos modernos relacionando o potencial e os riscos para a saúde ao uso de multivitamínicos, que, no melhor dos casos, não funcionam e, no pior, podem piorar a sua saúde.[23] Porque você não é o que come, e sim o que digere daquilo que come.

AGNI, O FOGO DIGESTIVO

Agni significa digestão em sânscrito, mas, se buscar traduções, em geral será poder digestivo, digestão e metabolismo. Eu opto por não explicar, porque a tradução não vai dar conta do significado. *Agni* é a sua capacidade de digerir – de forma estrita – alimentos. Então, quando você coloca alguma coisa na boca – por exemplo, brócolis –, aquela coisa vira você. A gente chama o processo da coisa, ou seja, de o brócolis virar você, de *agni*. Então é o processo de transformação que o corpo faz com aquele elemento. De forma ampla, a gente faz isso com tudo: com notícias, conhecimento, informação, sentimentos, ar. Tudo que é externo e entra em contato com a nossa parte interna precisa ser digerido. O mais lindo de

---

23 JOHNS HOPKINS MEDICINE. *Is there really any benefit to multivitamins?*, 2023. Disponível em: <https://www.hopkinsmedicine.org/health/wellness-and-prevention/is-there-really-any--benefit-to-multivitamins>. Acesso em: 6 jan. 2023.

tudo é que, em português, realmente usamos essa expressão. Veja: você teve uma conversa ontem com o seu marido e hoje lhe diz: "Eu ainda não digeri aquela conversa".

O *agni* é a sua capacidade de processar, em geral, elementos externos e de transformá-los em você. Alimentos em tecido saudável. Ideias em conhecimento e opiniões próprias. Sensações e emoções em percepção correta da realidade. E os alimentos são muito importantes, porque toda a sua vida depende deles. Os textos clássicos do Ayurveda dizem que, sem *agni*, não há vida, e que se ele não estiver bom, a probabilidade de termos problemas é enorme.

A vida é nutrida por meio do *agni* e por causa dos alimentos. Então tudo que você faz na sua vida e o que você come são os fatores mais importantes para o conhecimento ayurvédico, porque são a matéria-prima para o seu corpo e para a sua saúde. Se você tem um *agni* equilibrado, se a sua digestão é boa e você come a quantidade adequada de alimentos, provavelmente vai digerir isso bem. Por isso que não dá para a gente generalizar recomendações, percebe? "De acordo com o Ayurveda, todo mundo deveria comer um punhado de comida do tamanho da palma da mão." Já ouviu essa? Imagine que loucura. Se alguém tem uma fome tremenda (pense num atleta olímpico), e eu tenho pouca fome porque passo o dia escrevendo, para mim, a palma da minha mão pode ser muito, mas para ele pode ser pouco. O *agni* varia ao longo do dia, da vida e depende muito de pessoa para pessoa. Ele é absolutamente individual, e por esse motivo deve ser estudado por você num exercício diário de auto-observação.

Na estrutura de conhecimento do Ayurveda, o *agni* é a base da saúde. A sua digestão, traduzindo de forma bem solta, é a base da sua força, da sua saúde, da sua longevidade e da sua vitalidade. Esse é o potencial da saúde humana não explorado devidamente. Na nossa cultura, quando uma pessoa chega a 100 anos, isso é considerado uma exceção, mas para o Ayurveda deveria ser a regra para quem cuida e observa o próprio corpo.

SUPLEMENTAÇÃO E SINERGIA

De acordo com o Ayurveda, na hora de escolher o que comer, é necessário pensar no preparo da sua comida – e não apenas o que você come, mas de que modo. O Ayurveda tem os conceitos de *samskara*, que são os métodos de processamento de um alimento, e *samyoga*, que são as combinações – a palavra *ioga* significa juntar. Muita gente pergunta coisas como: "Mas e espinafre, é bom?", quando a questão é que espinafre sozinho é bem diferente dele refogado com alho e com adição de limão ao fim. No momento que você colhe um espinafre ali no jardim e o cozinha, refoga, o faz no vapor, frito, assado, são espinafres totalmente diferentes. A maneira como você processa o alimento altera suas propriedades. Se você o frita na gordura ou no micro-ondas, você muda sua estrutura molecular, bem como a biodisponibilidade ou a não biodisponibilidade desses nutrientes.

Da mesma forma, o alimento pode mudar completamente seu efeito na saúde, dependendo da mistura que você faz com outros. Há alimentos que, quando misturados, se potencializam, gerando uma sinergia positiva. Há outros, porém, que, quando misturados, podem ser mais difíceis de digerir e, com isso, podem prejudicar a saúde.

Um exemplo que eu já dei aqui é o café, considerado um antinutriente. Significa que, se você o tomar com a comida, impedirá a absorção no intestino delgado de alguns nutrientes, sendo um deles, que é muito famoso, o ferro. Imagine que você faz uma refeição adequada, com a quantidade de ferro apropriada, e toma café logo em seguida. Por conta desse café, você pode não absorver o ferro direito e ter uma anemia ferropriva, por exemplo, porque o está ingerindo com todas as refeições. Eu falo isso porque eu já vi casos em que a gente simplesmente tirou o café e a pessoa ficou melhor – quando a visão natural seria suplementar com ferro.

Há uma série de outros exemplos, como o feijão, que pode ser indigesto ou não, dependendo do jeito que você o prepara. Assim como há vários alimentos que, sozinhos, não seriam bem processados, mas, quando você os mistura com outros e processa tudo de

A DESCOBERTA DO FOGO

maneira adequada, eles ficam mais fáceis de digerir. Normalmente quem sabe muito dessas coisas são as nossas avós, porque antigamente havia uma tradição alimentar, que evoluiu ao longo dos milênios de teste e prova. A gente aprendeu a ferver a mandioca, colocar o feijão de molho, cozinhar com temperos e com uma folhinha de louro, entre outras coisas. Nos Samhitas são descritas muitas dessas regras, sobre como respeitar a ideia de sinergia no momento de se alimentar, porque o alimento inteiro é sempre mais do que a soma das partes individuais.

Uma das estrelas do Ayurveda é a cúrcuma, uma planta que tem mais de 250 princípios ativos que cumprem funções incríveis, sendo um deles considerado o principal: a curcumina. A indústria farmacêutica adora esses elementos isolados, porque, pelo fato de essa planta ser muito barata, se você pegar três pedaços dela, plantar no seu jardim e voltar daqui a seis meses, vai ter cúrcuma para todo lado. Então a cúrcuma é muito incrível, já que, além de ser muito fácil de plantar, é muito barata. Quer dizer, ela não dá dinheiro. Mas, ao isolar um princípio ativo, é possível colocá-lo em uma cápsula e comercializá-lo. Hoje existem mil variedades dela à venda.

Então, para entender se a curcumina faz bem ou não, pesquisadores pegaram a curcumina isolada da cúrcuma, separando-a das outras centenas de fitonutrientes da planta, e viram que efetivamente a curcumina tem um potencial incrível de benefícios para a saúde. Só falando de câncer, ela consegue interferir em dez etapas de proliferação celular que levam ao desenvolvimento de vários tipos da doença. Além de ser um excelente alimento antiproliferativo, se você pegar a curcumina e a misturar com a piperina – que é uma das centenas de princípios ativos da pimenta-do-reino –, você potencializará a biodisponibilidade desses elementos em 2.000%. Perfeito. Se eu sou uma indústria farmacêutica, junto curcumina e piperina, coloco numa cápsula e pronto. Não tenho nada contra a indústria em si, afinal todos nós precisamos de remédios modernos e os avanços na farmacologia têm possibilitado a superação de muito sofrimento e de diversas doenças. Mas por que você compraria uma cápsula que pode custar 100 reais se os ingredientes que a compõem podem crescer no seu jardim de graça?

E olhe que incrível: aqueles pesquisadores foram além e se perguntaram se a curcumina sozinha é melhor ou pior do que a cúrcuma inteira. Você já sabe a resposta, né? Eles testaram o potencial antioxidante das duas opções, e a cúrcuma inteira foi demonstradamente melhor do que a curcumina isolada. Parece óbvio que mais nutrientes são melhores que menos nutrientes, pois esse é exatamente o princípio da sinergia. Só que eles deram mais um passo na pesquisa. Depois de comprovar que a cúrcuma inteira é melhor do que a curcumina isolada, decidiram testar a cúrcuma sem a curcumina, em comparação com a curcumina isolada, e adivinha? Concluíram que a cúrcuma sem a curcumina consegue ser melhor do que só a curcumina isolada. Esse é o poder da sinergia, entende? E é óbvio que a cúrcuma inteira é melhor do que todas as outras opções.

Há centenas de milhares de anos estamos comendo plantas, legumes e frutas, todos juntos. Preparamos esses alimentos de formas distintas, em lugares e estações diferentes. A natureza é sábia, e nós somos estudantes atentos dos seus ensinamentos. O nosso corpo foi aprendendo a administrar bem os alimentos integrais em sinergia. Por que você tomaria um comprimido de vitamina C efervescente em vez de comer uma laranja ou uma acerola, não é mesmo? Você dá o comprimido para a pessoa e o corpo não sabe muito bem o que fazer com esse negócio isolado. Por isso, a menos que você tenha um problema, esteja com alguma baixa específica de vitamina e tenha recebido uma prescrição de um bom profissional de saúde, não faça suplementação. Em vez disso, preocupe-se em saber se o seu corpo está recebendo nutrientes o suficiente por meio de uma alimentação balanceada.

COMPULSÃO ALIMENTAR

Hoje muita gente me procura por sofrer com compulsão alimentar, que é quando você não consegue ter autocontrole do que come. Sabe quando dá aquele "surto" e você come um pacote de pão inteiro? Ou quando fica até agoniado porque quer comer mas nem sabe o que e não é necessariamente fome o que está sentindo, mas sim uma "fissura"? Em geral, é assim que identificamos a compulsão, mas não é tão simples assim. A compulsão alimentar é uma condição multifatorial, cuja principal característica é essa falta de controle. O compulsivo alterna momentos de grande privação, compensados por picos de exagero, e é nessa hora que muitas vezes a pessoa mal sente de verdade o que está comendo.

As dietas restritivas muitas vezes estão no centro das compulsões. E é por isso também que você não vai encontrar um regime de restrição alimentar neste livro. O compulsivo pode ficar assim por conta de um foco exagerado no próprio peso e de um impulso de compensação dos períodos de restrição com momentos de exagero. É a própria restrição que muitas vezes gera o excesso. Imagine que você quer emagrecer e que não pode comer doce. Aí, um dia, você acaba comendo algo que não podia na dieta, como um pequeno brigadeiro. Como já não seguiu a dieta naquele dia, você aproveita a oportunidade para dar vazão a um desejo reprimido há dias ou semanas e acaba comendo até não aguentar mais. A proibição gera esse acúmulo de pressão, que então acaba empurrando a pessoa na direção do exagero.

O que a dieta restritiva faz, assim como as tabelinhas de dieta, é desregular o sistema de identificação dos sinais do seu corpo. A imposição externa acaba prejudicando a consciência e a observação. Mas esses elementos são fundamentais para você entender suas prioridades na hora de comer, perceber como está o seu *agni* e como os alimentos interagem entre si e dentro de você. A dieta pode cegar a pessoa para tudo isso, e depois de algumas delas você não sabe mais quando está com fome direito, o quanto de comida é suficiente ou o que realmente precisa comer para ser saudável.

Imagine que louco seria conseguir explicar para qualquer outro animal que você não sabe se está com fome ou vontade de comer – todos os animais, com exceção do ser humano, têm uma conexão forte com o próprio corpo e sabem exatamente quando estão com fome e o que precisam comer. A verdade é que você também nasceu com essa bússola, mas ela pode ter sido desregulada em função de décadas de consumo de ultraprocessados, além de dietas e suplementos que prometem emagrecimento rápido.

COMO COMEÇAR A COMER "CERTO"?

Em primeiro lugar, não coma sem fome. Escrevo isso na primeira linha do parágrafo para você grifar, tirar foto e, se possível, tatuar essa frase no braço que segura o garfo. Está bem, não precisa ir tão longe assim... Comer sem fome é um hábito de quase todas as pessoas e vai contra a auto-observação que você precisa desenvolver para proteger sua saúde. Nós comemos porque é hora de comer, porque estamos ansiosos, porque as pessoas à nossa volta estão comendo, porque sentimos o cheiro de uma coisa gostosa, por tédio e por muitos outros motivos que não são a fome.

Então sempre se pergunte se você está com fome mesmo, respire fundo, lembre-se das suas prioridades, feche a porta da geladeira que você está encarando há cinco minutos procurando por um lanche e se afaste da cozinha. O primeiro passo é sentir fome e daí atender a essa necessidade. A fome é a base da alimentação porque se você não a tem, não adianta. Eu me lembro de que, quando ficava gripado na infância, normalmente os sintomas eram acompanhados por perda de apetite. Na minha família, sempre éramos orientados a comer alguma coisa "para dar força". Rapidamente preparávamos umas bolachinhas com manteiga e, de acompanhamento, um refrigerante à base de cola.

Não sei exatamente a razão, mas acreditava-se que esse líquido rico em açúcar, corante caramelo e ácido fosfórico seria de alguma forma útil para a saúde (loucuras dos anos 1990, talvez). Acontece que, na visão ayurvédica, a gente não deveria forçar uma pessoa doente a comer, porque, se ela não tem fome, o alimento dificilmente vai nutrir o corpo de maneira adequada. Nesse caso, usamos remédios diversos (inclusive caseiros) que melhoram a qualidade do *agni*. Um exemplo desses remédios usados tradicionalmente no Ayurveda é a famosa canja de galinha. Eu pessoalmente não consumo alimentos de origem animal, mas a gente encontra nos textos clássicos o uso da sopa de galinha, cozida com gengibre e temperos diversos, para servir como remédio para a febre, por exemplo. Em vez de dar um paracetamol ou algum outro fármaco mais potente, posso prescrever uma sopa. Vale frisar que, nesse caso, a sopa não está servindo como comida, pois a pessoa não vai ter fome, mas sim como um remédio para o *agni* fraco.

Além de comer apenas quando tem fome, existe outra recomendação do Ayurveda que pode ser um pouco polêmica: uma pessoa saudável deveria comer duas vezes por dia. É claro que isso só se aplica se você for uma pessoa em boas condições de saúde, não esteja grávida, não seja criança, não tenha alguma doença crônica e não faça exercícios muito intensos ou por longos períodos de tempo. Isso mesmo, só duas vezes. O fato é que, como seu corpo precisa de tempo para digerir, você só deveria comer a próxima refeição depois de ter digerido bem o que comeu na refeição anterior.

Um dos nossos textos mais clássicos, chamado Sushruta Samhita, sugere ainda que você deve respeitar intervalos de cinco a seis horas entre essas refeições. Aí você pode dizer: "Ah, Matheus, uma janela de alimentação de seis horas, seguida de uma de jejum de dezoito horas. Isso aí não é o que as pessoas chamam de jejum intermitente?". Então, é sim. Eu sei que isso de jejum intermitente está na moda, mas talvez eu tenha que lhe dizer que parece que o Ayurveda descobriu isso primeiro. Há milhares de anos. Deve ser por isso que dizem que a moda é mesmo cíclica.

Entendo que a maioria das pessoas foi acostumada a comer bem mais do que duas vezes. A gente come sem fome, para não sentir depois. Podemos passar a vida inteira sem nunca ter sentido fome de verdade, um sinal tão importante do corpo de que sua digestão está funcionando bem. A gente tem até medo de imaginar sair para trabalhar sem tomar café da manhã, já imaginando que vai sentir fraqueza, passar mal. A verdade é que pular o café da manhã, para a maioria dos meus alunos e pacientes, dá uma fominha, mas nada mais do que isso. Como não o conheço pessoalmente ainda, não posso garantir que vai ser fácil para você, mas acredito que vale a pena testar de forma gentil. Talvez você descubra que vivia comendo sem fome alguma e perceba como a sensação de uma boa digestão pode mudar sua vida completamente.

Claro, alimentação também é parte da cultura. Se na sua família o café da manhã é muito importante e você tem fome nesse horário, você pode fazer três refeições por dia sem problema. Mas tente sempre respeitar a sua fome e, se possível, deixe um espaço de pelo menos cinco horas entre as refeições, sem lanches nem beliscos.

Há um conhecimento geral difundido de que é preciso comer de três em três horas. Ou você faz isso ou o seu metabolismo vai ficar lento, vai engordar, ficar doente ou alguma outra tragédia vai acontecer. Mas isso não é necessariamente verdade. Eu o convido a fazer o teste. A verdade é que existe toda uma indústria que se formou em volta dos lanchinhos, biscoitos, bolinhos, barrinhas de cereal, pães, beliscos, a qual é a maior parte das prateleiras do supermercado se você reparar bem. Ela depende do desregramento e da sua desconexão com o corpo para sobreviver e continuar vendendo quantidades cada vez maiores de produtos fáceis de abrir e de consumir, com sabores intensos (muitas vezes à base de mais sal, açúcar e gordura do que você deveria comer para ser saudável, sem falar no glutamato monossódico). A questão é que, se você fizesse só as três refeições principais do dia, talvez comprasse sua comida toda na feira e só visitasse o supermercado, no máximo, para comprar produtos de limpeza.

Então, em vez de contar calorias ou micronutrientes, comece identificando a sua fome e dando espaço ao seu corpo para digerir as coisas que você come e perceber como cada uma delas é digerida pelo seu *agni*. Pepino sempre cai mal? Pimentão dá desconforto? Feijão dá gases? Como seu corpo processa o que come? Ele vai adorar dar as respostas para você, basta ter foco para ouvir. Vale a pena persistir nessa observação, porque, depois desse tempo todo sem se observar direito, você pode estar com a percepção um pouco desregulada.

O QUE SE PERGUNTAR SOBRE A SUA ALIMENTAÇÃO?

1. Eu como quando estou com fome?
2. Como é a minha digestão?
3. Existem alimentos que "não batem bem" no meu estômago?
4. Eu preciso comer quantas vezes por dia?
5. Como será que me sentirei se não tomar café da manhã?
6. Meus hábitos alimentares vieram de quem? Eu realmente gosto deles ou nunca provei outro jeito de comer?

PARTE 4

DESCONFORTO

CAPÍTULO 8

O prazer do desconforto

"Ser ativo todos os dias torna mais
fácil escutar essa voz interior."
Haruki Murakami,
Do que eu falo quando eu falo de corrida (2008)

Quando falamos de atividade física, para onde vai a sua cabeça? Para uma academia cheia de regras, com aqueles aparelhos que, na hora de acertar o peso e o tamanho, você sempre acaba se esquecendo de algum detalhe? Ou vai direto para a sua falta de tempo de fazer a tal da uma hora recomendada por dia? Ou pior... vai para o crossfit, sobre o qual seu cunhado não para de fazer propaganda?

A atividade física, como todas as coisas na nossa sociedade, virou um produto. Mas nós, assim como os demais animais, precisamos dela para um bom funcionamento da nossa fisiologia. Movimento é todo dia, toda hora, já que é a natureza do corpo humano. Seus pulmões respiram, seu coração bate, você segura este livro aqui nas mãos. Tudo isso está dentro desse Pilar da Saúde que eu chamo de movimento. Perceba que não estamos falando sobre ir à academia nem de malhar.

Um dos problemas aqui é que tentamos o tempo inteiro achar a nossa "marca" certa de movimento. A impressão que fica é que gostar de praticar qualquer atividade dá um trabalhão danado, e a maioria das pessoas acredita que precisa fazer atividade física "pelo amor ou pela dor". A maioria mesmo acaba indo pela última, depois de atingir um fundo do poço físico de dores nas costas, problemas de circulação, sedentarismo e desânimo. Então, o movimento entra na vida de muita gente nesse lugar péssimo. Parece um remédio amargo que você foi obrigado a tomar, enquanto tapa o nariz com a outra mão.

O sedentarismo vai se instalando na vida das pessoas como um fim de relacionamento, mas que você não consegue terminar. Todos nós já passamos por isso, porque temos dificuldade de mudar e do que podemos perder ao fazer isso. Aí fica naquilo que nossas avós chamavam de "lenga-lenga". Você já sabe que o relacionamento acabou, mas não consegue pôr um ponto-final. Rola crise, pede um tempo, volta, aí chora, faz um drama, tem recaída, duvida do que você realmente quer... até que, um dia (na melhor das hipóteses), cai um raio na sua cabeça.

Aquele "credo!" se estabelece dentro de você e a aversão se instala. E acordar para o movimento pela dor é quase como se fosse um sentimento de repulsa de continuar parado. Um horror de acordar mais uma vez destruído, de só ser feliz durante o happy hour, quando você está com algumas caipirinhas na cabeça. Aquela percepção de inadequação ao subir um lance de escadas e ficar ofegante, o que faz você perceber que algo não está certo. Ou então quando brincar com os filhos é tão fisicamente doloroso e frustrante que você decide que não dá mais. E nesse momento opta por largar de vez desse relacionamento com o sedentarismo. O grupo do "basta!" em geral começa a se movimentar assim, e sai para buscar uma atividade que possibilite sentir os efeitos benéficos que ela traz.

O segundo grupo, bem mais raro, é o que vai pelo amor. É quando você vê alguém fazendo uma coisa muito incrível e fala: "Nossa, eu quero fazer isso também". É o grupo da inspiração, digamos assim. Você curte os benefícios, mas a prática da atividade já é tão cativante que você não só se apaixona pelo seu corpo mas também pelo que você é capaz de fazer. É também aquele skatista que, quando viaja, já olha para uma rampa e pensa: *Ai, que pena, eu não trouxe o skate*, porque, para ele, o movimento faz parte do jeito preferido de ele se divertir.

O grupo que vai pelo amor, em geral, tem a ver com admirar uma prática e se divertir com ela, e não tanto com a repulsa da vida que está vivendo naquele momento. Eu não estou enojado com quem eu sou. Estou bem, tenho disposição, minha vida está legal. Aqui, o impulso é algo mais na linha do "eu quero ser incrível igual a esse cara que estou vendo nadar em mar aberto". E essa inspiração move você.

Deixe eu lhe contar o caso de um paciente que foi um exemplo de mudança pela dor. Um dia, aos 61 anos, ele voltou do cardiologista preocupado porque ia ter que começar a tomar estatina, um remédio para baixar o colesterol, sempre alto desde jovem, quando então era muito ativo fisicamente. De fato, havia uma tendência genética na família dele. Acontece que, ao receber essa notícia do cardiologista, ele automaticamente se lembrou do seu pai, que morreu aos 70 anos, de infarto agudo do miocárdio.

Ele vem de família nordestina, e seu pai morreu deitado na rede, dormindo. Parece que ele acordou como fazia todos os dias, escovou os dentes, tomou banho, se arrumou para o trabalho e se deitou na rede, como de costume, para um descanso antes de sair. Foi uma morte tão pacífica quanto repentina. Meu paciente, ao entender que estava indo para o mesmo caminho do pai, ficou arrasado. Ele fez as contas e percebeu que tinha menos de dez anos de vida se o destino de seu pai também fosse o seu. Foi nesse contexto que ele me procurou. "Não é possível que eu só tenha nove anos de vida. Tem alguma coisa do Ayurveda que possa me ajudar?". Claro que tem. Expliquei que o primeiro passo era melhorar a alimentação e o movimento. E ele, aceitando qualquer negócio, topou. Ele se comprometeu com uma dieta vegetariana estrita, bem saudável. Isso não foi fácil, pois ele tinha um histórico bem complicado de alimentação. Meu foco não foi criar uma dieta restritiva, mas exigir que ele começasse a prestar atenção ao que comia e à qualidade da sua digestão.

Além do Pilar da Alimentação, eu perguntei para ele o que o inspirava. Quando ele pensava em esporte, em movimento, o que seria uma conquista incrível para ele? E perguntei nesses termos: "O que você acha que seria sobre-humano? O que seria uma coisa sobrenatural, de super-herói?".

Ele parou, pensou alguns segundos, e disse: "Caramba, correr uma maratona seria sobrenatural". E eu continuei perguntando, mas qual? Ele respondeu que a Maratona de Nova Iorque. Não sei se você sabe, mas essa é a maior maratona do mundo em termos de quantidade de participantes. É um evento de proporções impressionantes mesmo. "Então, ano que vem, eu e você vamos correr a Maratona de Nova Iorque juntos, combinado?", propus. Ele fez uma cara de surpresa, achou que eu estava louco, mas topou.

Procuramos um plano de treino para que, em um ano, começasse do zero até chegar ao nível de um maratonista – sem nunca ter corrido na vida. Eu fiz uma divisão ousada, mas lógica: ele teria três meses para correr uma prova de dez quilômetros. Depois mais três meses para competir em uma meia maratona. Com nove meses, ele completaria uma meia maratona e, para fechar um ano, correríamos a maratona completa. Claro que o objetivo todo era estimular o treino com metas claras, mas sem forçar demais o corpo. A ideia era correr de forma bem tranquila, até alternar com caminhadas de recuperação. Como ele morava na Índia também, chegamos a correr a prova de dez quilômetros juntos e foi bem suave. Ele ficou bem estimulado a seguir em frente.

Um ano depois, estávamos na linha de largada da Maratona de Nova Iorque, ele vinte quilos mais magro e com o colesterol abaixo de 200 – que ele nunca teve, nem quando jogava futebol na juventude. Naquela linha de largada, ele já tinha vencido a maratona, percebe? Ele se comprometeu com o desafio, teve o suporte de que precisava e viu como um esforço bem direcionado trazia resultados incríveis.

Um detalhe que eu não contei: esse paciente era meu pai. Eu estava no segundo ano da faculdade de medicina e ele deve ter sido uma das primeiras pessoas que eu ajudei com o que vinha aprendendo no Ayurveda. Dizem que santo de casa não faz milagre, mas na minha família a gente dá um jeito de se ajudar. Uma das grandes honras que eu tive na vida foi poder atuar de forma positiva na saúde dos meus pais. Eu não sei como é a sua relação com os seus, mas os meus são as pessoas que eu mais amo na vida. Além de terem me dado a vida, eles sempre me ofereceram todo o suporte de que eu precisei para realizar meus sonhos loucos. Honro muito a existência desses dois seres especiais, e poder ajudá-los de alguma forma vai além de qualquer expectativa que eu tinha quando comecei na faculdade de medicina Ayurveda.

É interessante pensar que meu pai sempre soube que o seu colesterol era genético, assim como o do meu avô (e o meu provavelmente). Quer dizer, ele sabia que não tinha como baixar – algo que você também já deve ter escutado e talvez até dito. Mesmo quando jogava bola, ele dizia que sempre teve o colesterol na casa dos 250 mg/dL. Mas, quando parou para olhar para a alimentação e fez atividade física, o colesterol baixou pela primeira vez na sua vida. O colesterol alto é um problema real para os brasileiros. Segundo a Sociedade Brasileira de Cardiologia, nós superamos até os Estados Unidos quando se trata do assunto.[24] E olhe que eles comem bacon no café da manhã. A cada dez pessoas no Brasil, quatro têm colesterol alto, para você ter uma ideia. E com a minha família não é diferente, mas, mesmo que por parte de pai eu tenha a tendência do colesterol alto, o meu está sempre na casa dos 150 mg/dL. Porque a verdade é que a pessoa pode ter tendência a um colesterol alto por fatores genéticos, mas já sabemos que a genética é sugestiva, mas não determinante em todos os casos. É como num jogo de cartas no qual você não controla a mão que recebe, mas como vai usar estrategicamente aquelas cartas, entende? Quer dizer, com uma boa alimentação e um estilo de vida consciente, você pode moldar o seu destino. E eu sou o exemplo disso, pois quase todos os anos faço exames de sangue e não me lembro de um resultado acima dos 150 mg/dL. Espero que essa história lhe mostre que você também pode reescrever a história da sua família, por meio dos 4 Pilares da Saúde.

---

24 SOCIEDADE BRASILEIRA DE CARDIOLOGIA. *Brasil supera os EUA em colesterol alto.* Disponível em: <http://socios.cardiol.br/noticias/colesterol.asp>. Acesso em: 6 jan. 2023.

HORMESE: A DIFERENÇA ENTRE O VENENO E O REMÉDIO ESTÁ NA DOSE

Grigori Rasputin foi uma das figuras históricas mais controversas da humanidade. Resumidamente, ele era um místico que se aproximou do rei da Rússia no fim do período imperial e construiu uma influência tão forte que se suspeitava que quem governava o país de fato era ele (e também quem dormia com a rainha). Entre todas as lendas em volta de Rasputin, uma das mais interessantes é que ele tomava, todos os dias, uma dose pequena de veneno. Uma prática conhecida como mitridização, em homenagem ao rei antigo Mitrídates, que também fazia isso – e, ao perder uma batalha para Pompeu, tentou se matar com veneno e não conseguiu. A ideia dessa prática é que, ao tomar uma dose progressivamente maior de veneno, você se torne imune a uma dose letal quando alguém tentar matá-lo (não tente isso em casa, por favor). E parece que funcionou tanto que, quando a aristocracia russa decidiu matar Rasputin, foi quase impossível. Dizem que ele tomou veneno o suficiente para matar um cavalo, e nada.[25] Entra em cena o conceito de hormese.

Nos campos da biologia e da medicina, a hormese é uma resposta adaptativa de células e organismos a um estresse moderado (geralmente intermitente) – e, na toxicologia, há respostas diferentes ao mesmo estímulo, só que em quantidades diferentes.[26] Em português claro, se trata da clássica frase atribuída ao filósofo Friedrich Nietzsche: "O que não te mata, te fortalece". Então, na hormese você se submete a algum tipo de processo difícil, desafiador, duro. E por causa dele você pode se tornar mais resiliente ou, como diria o matemático Nassim Nicholas Taleb, antifrágil.[27]

---

25 HOPPER, T. 'He's still alive!' Why Rasputin's assassins were so bad at killing him 100 years ago. *National Post*, 2016 (última atualização em 29 de dezembro de 2016). Disponível em: <https://nationalpost.com/news/hes-still-alive-why-rasputins-assassins-were-so-bad-at-killing-him-100-years-ago>. Acesso em: 6 jan. 2023.

26 MATTSON, M. P. Hormesis defined. *Ageing Res Rev*. v. 7, n. 1, p. 1-7, 2008. Disponível em: <https://www.ncbi.nlm.nih.gov/pmc/articles/PMC2248601/>. Acesso em: 6 jan. 2023.

27 No livro com o mesmo nome, Taleb explica que antifrágil é a capacidade de voltar à forma

Isso acontece não só com a atividade física de longa duração, como as maratonas, mas também com treinos intervalados de alta intensidade (HIIT, *high intensity interval training*). Os desportistas sofrem um processo de estresse oxidativo, inclusive danos ao DNA ao longo do processo de esforço muito acentuado. No longo prazo, esse estresse molda um corpo e uma saúde mais resiliente. Uma das coisas que também se sabe é que, quando a pessoa corre uma maratona, ou quando faz uma atividade física de alta intensidade, o sistema imune fica um pouco mais fraco no curto prazo, mas no longo prazo é que a mágica da hormese acontece.

A hormese é um fenômeno muito interessante que acontece quando você submete o corpo a algum tipo de estresse – e ele sofre com isso – muitas vezes no curto prazo, mas depois isso gera um efeito de rebote. Quer dizer, no médio e no longo prazo, esse estresse não só é recuperado como também o ser humano não volta à linha de funcionamento base, mas melhora a sua saúde. Ele se torna mais forte e mais resistente ao estímulo (seja o veneno, seja o estresse muscular). Por isso que, quando você faz atividade física, você destrói os seus músculos, gera microfissuras musculares, e, por causa dessa destruição e da inflamação decorrente desse processo, você pode ficar dolorido durante um ou dois dias, mas depois a tendência é você fazer hipertrofia, ficar mais forte.

O estresse e o esforço podem ser desconfortáveis no curto prazo, mas geram ganhos de médio e longo prazos. O seu corpo trabalha mais por causa do estresse que você gerou nele e não só repara o problema como também leva você para um estado de saúde mais intenso e uma imunidade melhor ainda. É interessante que isso também acontece com as plantas. Quando elas passam por situações de estresse, produzem fitoquímicos que as deixam mais resilientes às pragas, por exemplo. O fenômeno da hormese parece estar presente em diversos níveis da natureza.

---

original após um trauma, mas não apenas isso. É se tornar menos frágil e desenvolver habilidades e resistência a absorver novos impactos, saindo dessas situações melhor do que entramos nelas.

MOVIMENTO É IGUAL A DESCONFORTO

Nos meus cursos, costumo explicar que movimento é igual a desconforto. Quer dizer, quanto mais confortável você fica, menos movimento tende a fazer. Quanto mais abraça o desconforto, mais móvel se torna. Se você se sentar no chão duro ou se ficar de pé para trabalhar, vai ver que esse desconforto acaba promovendo mudanças mais frequentes de posição, ou seja, mais movimento.

Um estudo recente do dr. David Sinclair, um professor da escola de genética de Harvard, sugere que o desconforto está no cerne do tratamento antienvelhecimento. Segundo ele:

> o problema com o mundo de hoje é que só queremos estar relaxados e alimentados. Não queremos sentir desconforto, e isso está levando a uma série de problemas. Se não dissermos sempre aos nossos corpos que as coisas podem ser problemáticas, eles não vão se importar – não lutarão contra as doenças; nem contra o envelhecimento.[28]

Sinclair recomenda que a humanidade coma menos (entre uma e duas refeições por dia, de preferência limitando o consumo de carne), durma bem e se exercite com frequência. De acordo com ele, 80% do envelhecimento é estilo de vida, ao passo que só 20% dele é determinado pela genética. E eu acho isso muito bonito, porque é um médico moderno, que usa altíssima tecnologia nas suas pesquisas – e concorda com princípios milenares do Ayurveda. Também fico feliz que hoje a ciência está comprovando que a gente precisa comer com menos frequência para ter mais longevidade, ecoando os ensinamentos védicos.

A ciência moderna está comprovando o impacto positivo do desconforto na saúde. Então, por exemplo, quando eu morava em Berlim, na primavera ainda fazia um friozinho. E o que eu fazia quando

---

28 RITSCHEL, C. The secret to living longer, according to a Harvard genetics expert. *The Independent*, 2020. Disponível em: <https://www.independent.co.uk/life-style/how-to-live-longer-fasting-exercise-ageing-genetics-harvard-david-sinclair-a9347276.html>. Acesso em: 6 jan. 2023.

precisava ir resolver alguma coisa na rua? Eu ia de camiseta mesmo. Eu sabia que ia sentir frio, que eu ficaria desconfortável, mas tudo bem, dava para encarar, não era nada grave. Eu me colocava ativamente em uma situação de desconforto, que fazia com que o meu corpo se adaptasse melhor ao frio. Depois que eu chegava em casa, o meu corpo muitas vezes estava quente, ele tinha dado um rebote.

A sensação que a maioria das pessoas tem é de que somos muito frágeis e que, se eu sair de camiseta na rua e estiver frio, vou pegar uma pneumonia instantaneamente, que eu preciso me blindar do meio natural porque ele está a toda hora tentando me matar, que a natureza é um predador onipresente. Mas nós também somos natureza, e a natureza é desconfortável. A ideia de ângulos retos e superfícies lisas para nos sentarmos e deitarmos é uma construção humana bastante artificial. Repare como raramente na natureza encontramos ângulos retos ou superfícies de veludo. O meio natural pode ser bastante desconfortável mesmo, e é claro que não estou sugerindo que você abra mão completamente da vida em sociedade. Não sou tão doido assim. Meu convite é para que você repense o equilíbrio entre conforto e desconforto na sua vida, buscando abrir espaço para os dois.

Lembre-se de que se blindar da natureza e do desconforto nos torna potencialmente mais frágeis. Você está se blindando de oportunidades para se fortalecer. E o contato direto com a natureza, seja no frio, seja no calor, em superfícies irregulares, lidando com essas variações, constitui um corpo muito mais flexível, mais resiliente e mais forte. Quer dizer, muito mais próximo da natureza do ser humano.

Por isso é importante entender o conceito de hormese, o conceito de que nem tudo que mata vai necessariamente fazer o mesmo com você. Claro que isso depende muito da dose e da frequência. A tendência é que nos fortaleça, porque a falta de contato com o desconforto que a vida moderna proporciona está nos fragilizando demais. Quando você coloca o corpo em uma situação de estresse físico, ele normalmente sofre no curto prazo, mas a recuperação no longo e no médio prazo não só compensa o machucado inicial como também prepara o corpo para lidar com as adversidades do meio natural.

Está na nossa natureza viver em adversidade, mas atualmente criamos uma situação de conforto tão absoluto que acaba fragilizando o ser humano. Então, eu convido você aqui a aceitar mais desconforto na sua vida. Se você for até a padaria, vá descalço. Preste atenção para não pisar em um prego ou em um caco de vidro. Olhe para o chão, preste atenção. Eu sei que, se olhar para o chão, não dá para olhar, ao mesmo tempo, para o celular enquanto caminha – melhor ainda! Que oportunidade incrível de você ir com todo o cuidado até a farmácia, de maneira totalmente atenta. O desconforto também traz atenção, e isso é um tópico que ainda vamos explorar no Pilar do Silêncio.

Aproveitando o convite para aceitar o desconforto na sua vida, que tal aproveitar e ler o próximo capítulo em pé? Parece absurdo? Mas existe alguma coisa que o impede de ler nessa posição? Pode ser durante o tempo que for possível. Você pode descansar quando ficar muito cansado. Em seguida, levante de novo. Porque a verdade sobre o movimento é que você não precisa ir à academia para introduzir o desconforto na sua vida, mas pode incluir movimento em todas as atividades do dia a dia, como o pessoal que trabalha sentado em uma bola de Pilates ou em uma mesa em pé.

Na nossa Formação nos 4 Pilares da Saúde (F4P),[29] temos um módulo inteiro de movimento que deve ser assistido em pé. Isso mesmo. Existem momentos em que eu falo para a pessoa assistir às aulas do módulo agachada, passo uns deveres de casa meio doidos, porque precisamos desconstruir a nossa noção de movimento. E isso marca os alunos para sempre. A gente conversa sobre agachar, sobre se pendurar, sobre rolar no chão. Vou lhe perguntar algo, mas espero que responda com sinceridade: você se lembra da última vez em que usou o agachamento como uma posição de repouso? O agachamento passivo é uma posição natural de repouso dos seres humanos. Uma posição que a maioria de nós perdeu a habilidade de realizar. Não estou falando de três séries de dez agachamentos com peso na academia, mas de se agachar ao ver televisão, ao mexer no seu celular, ao aguardar o ônibus. "Mas, Matheus, isso é meio desconfortável." Exatamente.

---

29 VIDA VEDA. *Formação nos 4 Pilares da Saúde*. Disponível em: <https://vidaveda.org/f4p>. Acesso em: 6 jan. 2023.

O CONFORTO MUITAS VEZES NÃO É CONFORTÁVEL, É APENAS UMA ILUSÃO

É muito melhor criar desconforto do que não aceitá-lo e ficar frágil, porque o desconforto sempre virá na sua direção, não tem como não vir, e é melhor encontrá-lo com mais preparo. Mas atenção: eu não estou pedindo para você se machucar, não estou pedindo para você ir além da sua capacidade física. Não quero que você nade em um lago congelado. Não é isso. É um pouquinho de desconforto, é ir inserindo na rotina, onde dá.

Sua mente agora pode levar você a lugares muito extremos, para já conseguir criar todo tipo de objeção: "Não vou fazer isso, vou me machucar, vou ficar com uma doença seriíssima, vai que eu morra... Porque eu abri a janela em um dia frio". Não vai. Calma. Sua mente vai articular todos os argumentos para você não mudar nada, porque o nosso impulso é sempre de manutenção do *status quo*, é sempre dizer para não se mexer, mas sim de botar mais uma almofadinha atrás do seu pescoço ou debaixo do cotovelo. Estamos sempre indo em direção à imobilidade, porque somos movidos por um impulso de conforto. Mas, enquanto a imobilidade estiver atrelada a isso, o movimento estará subordinado ao desconforto.

QUANTA ATIVIDADE FÍSICA VOCÊ DEVE FAZER PARA SER SAUDÁVEL?

Uma das perguntas que eu mais recebo é: "Eu tenho sobrepeso, o que preciso fazer? Muita atividade física e melhorar a dieta?". Essa é a perspectiva mais comum a respeito da perda de peso, essa ideia de que qualquer pessoa consegue emagrecer fechando a boca e fazendo atividade física. Isso não só ignora completamente a complexidade bioquímica que leva a uma situação de sobrepeso, como também o tratamento dessa condição precisa ser multidisciplinar.

Se eu tivesse que colocar em ordem de importância, acredito que o Pilar da Alimentação acaba sendo mais importante que o do Movimento quando o objetivo é emagrecer. Quando falo de alimentação, eu estou me referindo, é claro, a uma mudança de estilo de vida, e não a um período restritivo de trinta dias em que você só vai comer brócolis e ficar supermagro. Não é assim que funciona. Você vai ter que mudar, provavelmente, os seus hábitos alimentares, como conversamos no capítulo anterior. A alimentação tem muito mais a ver com o peso do que propriamente com a atividade física, mas as duas são pilares essenciais para que você seja mais saudável. A questão é que eu acredito que ser mais saudável é mais urgente do que se encaixar em um padrão de beleza socialmente determinado.

Mas qual é a quantidade de atividade recomendada? Olhe só, diversos estudos mostram que o volume diário de atividade física recomendado aumenta à medida que os pesquisadores se abrem para ver os benefícios de mais atividade física. O que isso quer dizer? Existe (ou existia) uma compreensão generalizada de que muita atividade física pode ser ruim para a saúde. Então, antigamente, testavam-se muito pouco os efeitos da atividade física sobre o corpo. Por exemplo, há estudos interessantes sugerindo 150 minutos de atividade física por semana.[30] Isso dá um pouco mais do que vinte minutos por dia, recomendação essa que acabou virando, por muito tempo, a oficial, inclusive da OMS.

Mas aí vem uma galera e aumenta o sarrafo. O fato é que, quando testamos trinta minutos por dia, fica comprovado que isso é ainda melhor. Em seguida, chegam estudos testando o efeito para a saúde humana de sessenta minutos por dia, e a gente percebe que sessenta é duas vezes melhor do que trinta. Quer dizer, parece que quanto mais movimento, melhor.

Então, podemos dizer que temos que fazer uma hora de atividade física moderada por dia? Não, porque, quando os pesquisadores testaram sessenta minutos de atividade física por dia, perceberam

---

30 Alzheimer's Research and Prevention Foundation. *Pillar 3: exercise & brain aerobics*, 2011-2023. Disponível em: <https://alzheimersprevention.org/4-pillars-of-prevention/exercise-and-brain-aerobics/>. Acesso em: 6 jan. 2023.

que o efeito de noventa minutos é ainda melhor. O que isso significa? Significa que a tendência atual dentro do modelo científico moderno é a seguinte: a gente vai testando para ver até onde melhora.

Existe a dificuldade natural de montar um modelo de pesquisa e acompanhamento de pessoas com um regime tão intenso diário de atividade física, mas hoje em dia muitos pesquisadores parecem sugerir que muito mais que noventa minutos por dia pode começar a ser prejudicial. Talvez isso gere um estresse oxidativo muito grande, a ponto de o corpo não conseguir se recuperar direito. É difícil entender onde vai esse limite de atividade física, e o fato é que atualmente, na literatura de medicina moderna, ainda não encontramos a medida perfeita.

Vale ressaltar que esses dados correspondem à atividade física moderada, como uma caminhada. Então, se você tem uma vida mais fisicamente ativa como um todo, você provavelmente tem mais saúde geral. Quando a gente fala, por exemplo, de lugares em que a população tem mais longevidade, em geral são aquelas em que a atividade física está entranhada no seu dia a dia. Não necessariamente são pessoas que vão para a academia, mas que carregam madeira para um lado, um balde de água para outro, fazem quase tudo andando. Quem tem avós e bisavós que moravam na roça, por exemplo, sabe como é: eles acordavam de manhã cedo e iam roçar o campo ou trabalhar na casa ou na horta. Essa atividade física, que faz com que você caminhe de um lugar para o outro para fazer compras, ou carregue peso daqui para lá e que permeia todo o seu dia, parece ser o estado de atividade física mais natural do ser humano.

A FREQUÊNCIA DE ATIVIDADE FÍSICA SEGUNDO O AYURVEDA

Uma dúvida muito comum é que o Ayurveda recomenda que você se exercite em até 50% da sua capacidade. Então você pensa: *Eu consigo caminhar trinta minutos todo dia, mas sessenta eu fico muito cansado, sessenta foi além dos 50% da minha capacidade.* Provavelmente não foi. A verdade é que a maioria das pessoas nunca chega nem a 40% da sua capacidade física. Mas imagine que você pegue uma atividade, entenda qual é a metade da sua capacidade e só fique nisso. E, se você se exercitar todo dia até a metade da sua capacidade, qual é a tendência natural? Exato. A tendência natural é sua capacidade aumentar gradualmente. Isso significa que, se antes os 100% eram dez minutos e a metade eram cinco minutos, ao fazer cinco minutos todos os dias você ganha condicionamento físico, então o seu máximo não vai mais ser dez, mas vinte minutos.

É por isso que fazer uma atividade todo dia usando metade da sua capacidade faz com que você, depois de um ano, esteja se exercitando muito mais do que conseguia no início. Por esse motivo, prefiro não recomendar um limite de atividade física, só indico a realização diária de no mínimo trinta minutos. Na maneira como ensino, o movimento deve ser divertido e fazer você suar. Então, guarde esses dois requisitos. Sempre comento com meus pacientes e alunos que você sabe que chegou ao mundo ideal quando é capaz de antecipar a atividade física. Quando for quarta-feira às 17h e você ficar feliz porque sabe que às 19h terá aula de forró, você zerou o jogo. Claro que não precisa ser forró especificamente, mas acho que você entendeu a mensagem. Movimento precisa parar de ser um remédio amargo e se tornar uma diversão que faz parte da sua vida.

CAPÍTULO 9

Use ou perca

"Só o impossível vale a pena fazer."
Akong Rinpoche

COMO COLOCAR MAIS MOVIMENTO NA SUA VIDA

Existe um ditado em inglês que diz *use it or lose it*. Use ou perca. E, quando se trata de movimento, estamos falando sobre saber se movimentar de formas diferentes ou perder essa capacidade por falta de uso. Afinal, a natureza, mais do que sábia, é econômica: se você não usar, não tem por que seu corpo ficar gastando recursos preciosos para manter a mobilidade de uma parte específica.

Todas as atividades físicas são doloridas quando a gente começa e daí ficam fáceis depois de um tempo. Isso é uma grande motivação – insistindo um pouco, certamente vai ficar mais descomplicado – mas, por outro lado, é um problema porque, como já vimos, o desconforto é essencial para nosso corpo se fortalecer. Então, se você se dedica a uma atividade ou a algum padrão de movimento específico, você tem a obrigação de, depois de um tempo, procurar outro.

O grande problema do movimento é que, quando você fica muito bom em um, ele para de ser desconfortável e você de evoluir. Então um grande dançarino de salsa pode ser um péssimo capoeirista, porque o padrão de movimento é bastante diferente. A pessoa pode ser um excelente professor de ioga, mas não um bom escalador.

O primeiro passo para sempre estar se movimentando e evoluindo é não se preocupar em ser especialista em tudo que você faz. Nutrir aquela sensação de ser faixa branca em algumas atividades é incrível. Os japoneses chamam isso de *shoshin*, a mentalidade de iniciante. Você até pode ser muito bom em alguma coisa. Imagine que você é o maior especialista do país em arquitetura, mas aí você é faixa branca em jiu-jítsu, faixa branca em tango, faixa branca em capoeira, faixa branca em caratê, faixa branca em triátlon. Quando você se especializa em tango e deixa de dançar salsa, samba de gafieira, bolero ou forró, você perde a possibilidade de se desenvolver de forma mais ampla. O interessante é que, mesmo para um grande especialista em uma modalidade de movimento, praticar outras atividades pode abrir novas possibilidades na sua própria especialidade. Há habilidades que são transferíveis e que acabam tornando o especialista ainda mais completo.

A curiosidade e o desconforto de fazer uma aula experimental, por exemplo, são bem interessantes. E muitas pessoas fogem desse tipo de exposição. Eu frequentemente prescrevo para os pacientes irem uma vez por mês fazer uma aula experimental de qualquer coisa interessante, e eles costumam resistir muito. Sentem que não gostam de coisas que nunca sequer experimentaram. Uma resistência ao novo, a chegar à aula e não saber nada, ao desconforto de ser iniciante outra vez. E uma aula experimental é uma coisa muito sem compromisso, que não exige nem dinheiro muitas vezes. Se você não achar legal, você não precisa fazer duas aulas, faz uma só. Além de não lhe custar nada monetariamente, você ainda vai conseguir nutrir o seu corpo de um padrão de movimento que não conhecia antes. Abrir o leque do que você já faz é essencial, porque a tendência é você querer continuar fazendo só o que você já faz.

Mesmo se você tiver algum problema ou lesão, essa variedade pode estar na base da sua cura. Hoje em dia, fala-se cada vez mais em recuperação ativa. Essa abordagem explora a possibilidade de o movimento contribuir para a recuperação do corpo. O paradigma tradicional sugeria que o repouso é o melhor caminho em caso de lesão (lembra quando a gente estava na escola e colocava gesso no braço? Você provavelmente não tem visto muito disso por aí nos dias de hoje).

HOMO LUDENS

Em algum momento da vida a gente deixa de brincar e isso não é muito bom para a nossa saúde. A brincadeira está no cerne dos padrões de movimento mais interessantes dos seres humanos. Afinal, nós somos os *Homo sapiens sapiens*, o hominídeo que tem o conhecimento. A palavra *sapiens* vem de "que sabe". Mas há pesquisadores, com destaque aqui para o Johan Huizinga, famoso linguista e historiador holandês, que defendem que a gente deveria ser chamado de *Homo ludens*, o homem "que brinca".

Os seres humanos levaram a brincadeira para outro nível: temos brincadeiras rápidas, lentas, estratégicas, de sorte, de condicionamento físico. Somos tão fanáticos por brincadeiras que as pessoas mais bem pagas da sociedade humana normalmente são jogadores – os manipuladores de bolinha – de futebol, de basquete, de beisebol, de tênis, de vôlei e assim por diante. Regras diferentes para manipular bolas maiores ou menores, com instrumentos ou com nossos membros. E a gente ama assistir a esse pessoal e os remunera com quantidades insanas de dinheiro para nos surpreenderem nesse processo de brincadeira. Os seres humanos adoram formas diferentes de se expressar fisicamente e de efetivamente interagir com os outros de maneiras interessantes, fisicamente e, ao mesmo tempo, "de mentirinha". Reverenciamos atores, cantores, dançarinos. Eles mexem com nosso imaginário e com nossas emoções. Quer mais *ludens* do que isso?

Por exemplo, se tiver uma bolinha em casa, pegue-a. Se você reservar cinco minutos para não fazer mais nada, vai perceber como é natural começar a brincar com ela. Eu costumo fazer isso em alguns cursos presenciais e é mágico. Não preciso falar nada. Entrego bolinhas de tênis nas mãos das pessoas e num piscar de olhos o pessoal está quicando as bolinhas, jogando contra a parede, inventando jogos… Se tem filhos, então faça isso com eles. Se você colocar três bolinhas e falar: "Vamos criar um jogo?", eles na hora já começam a brincar de formas criativas e interessantes. Mas deixe a imaginação correr livre. Cuidado para não limitar as possibilidades dizendo algo como: "Você só pode jogar futebol". Crie jogos na hora com as crianças ou com outras pessoas que toparem esse experimento.

Nós, os adultos, somos os primeiros a limitar a capacidade de expressão e de mobilidade das crianças, que são os seres humanos mais flexíveis e mais criativos que existem, mas que infelizmente são educadas e treinadas por adultos inflexíveis e cheios de regras que exercem um papel de cuidado e autoridade sobre elas. Você também era assim quando criança, mas quantas vezes ouviu "não corra", "não pule", "não se mexa", "não toque em nada" e outras variações?

O adulto que não sabe se mexer é responsável por educar fisicamente uma criança que só sabe se mexer livre e plenamente. Quantas vezes já fui à casa de amigos que tinham um sofá branco enorme na sala. A cena comum é a seguinte: entra na sala uma criança que vem chegando do parquinho. Ela se aproxima com agilidade do sofá até que um adulto a interrompe com algo como "não encoste no sofá branco!" ou "cuidado para não sujar o sofá e as paredes". Assim, a gente vai criando limitações de expressão e retrações físicas nas crianças. Se você é uma criança e está brincando, vai se sujar. Faz parte de ser criança mesmo. Então compre um sofá preto e deixe as crianças sujarem as paredes. Seus filhos são certamente mais importantes que um sofá ou uma demão de tinta. Se quiser simplificar, não tenha sofá e pronto.

Esta é outra lição importante sobre movimento também: quando você tem espaço, você o habita, o pesquisa, brinca e interage com ele de maneiras interessantes. Hoje em dia, estamos limitando as crianças de forma preocupante. Você coloca a criança na frente de uma telinha para ela ficar quieta, em um apartamento pequeno – e ela pode ir ao parque, ou ao shopping, uma vez por semana. Mas lá também não pode correr e tem que se comportar, ou você fica estressado. Imagine o efeito que uma geração de adultos estressados e ansiosos pode ter na saúde física e mental da próxima geração.

Na maioria das vezes, em vez de dar uma telinha, é melhor dar para uma criança uma bolinha ou outro estímulo para o movimento. Nada contra as telas na medida certa, mas a falta de movimento pode deixar a criança com muita energia acumulada, agressividade, desconcentração, entre outros problemas. E você corre o risco de levá-la ao médico e sair com um diagnóstico de hiperatividade e uma prescrição de ritalina. Talvez isso tenha acontecido com você, ou melhor, com a criança que você já foi, que não aprendeu a se movimentar, que deixou de brincar, que ficou com muita energia acumulada e estresse. Você acabou sendo diagnosticado e medicado. Meu convite aqui é para a gente ajustar isso. Não podemos voltar no tempo, mas podemos usar o que temos para melhorar. E talvez ainda esteja em tempo de fazer isso pelos seus filhos, criando um ambiente propício para que eles se desenvolvam física e mentalmente de forma ampla e integrada.

PADRÕES DE MOVIMENTO COMPLEXOS

Brincar, dançar e lutar são padrões de movimento complexos naturais dos seres humanos. Costumo chamar de padrão de movimento complexo quando geralmente envolve, mas não necessariamente, mais de uma pessoa, mas é porque, em geral, requer certa adaptabilidade e complexidade. Você pode dançar sozinho, mas, quando coloca duas pessoas juntas para dançar, a complexidade fica muito maior, ainda mais se forem dois dançarinos profissionais. Esse padrão de movimento ainda tem a capacidade de transportar você para outra realidade de forma mais intensa que os padrões mais simples. Os times de futebol que jogam um contra o outro não são inimigos na vida real. O mesmo acontece nas lutas. Quem faz jiu-jítsu não tem necessariamente nada contra o cara que está tentando sufocar no momento da luta. Eles só estão "brincando" de tentar se matar. Esses são exemplos de padrões de movimento absolutamente complexos.

Nós temos outros padrões humanos complexos, como caçar. Eu, mesmo sendo vegetariano estrito, também caço. Só que na feira. A ideia de você estar procurando por comida, olhando, julgando, pegando um tomate atrás do outro para entender o quão mole está a pele, se já começou a murchar, se a cor está certa... isso é caçar de certa forma. É a ideia de você aguçar seus sentidos e estimular a atenção para entender como vai saciar a sua fome hoje. Enquanto você olha para a banca da feira, seu cérebro está perguntando para todos os seus sentidos o seguinte: "Aquilo ali, você quer comer ou não?". Esse é um padrão que pode ser usado, por exemplo, em um grupo à caça de um antílope, mas você pode usar simplesmente quando vai à feira (com menos adrenalina, sem dúvida alguma).

Convencer, por exemplo, é outro padrão de movimento absolutamente complexo, é o que você faz quando quer que uma pessoa faça alguma coisa para você. É como uma arte. Nesse sentido, tem gente que precisa convencer o garçom no restaurante. Deixe eu lhe explicar: existem muitos jeitos de pedir água em um restaurante. No Rio de Janeiro, por exemplo, dá para contar as dezenas de nomes diferentes que o pessoal usa para o garçom, como campeão, meu chapa, ô queridão, meu querido e assim por diante (nós cariocas somos desse jeitinho mesmo, doa a quem doer). Percebe como isso acaba sendo um elemento de convencimento? Eu poderia ser rude com o atendente ao pedir água ou ser gentil e agradável. Qual das duas atitudes aumenta minhas chances de alcançar meu objetivo? Por isso, a gente evoluiu essas ferramentas de convencimento, como uma forma de negociação nas relações sociais. A coisa mais difícil que existe, na minha experiência clínica, é mudar um hábito de um ser humano, e o profissional de saúde precisa de muita habilidade no jogo de convencimento para tanto.

O sexo é outro padrão de movimento absolutamente complexo. Especialmente quando falamos de atividade sexual entre duas ou mais pessoas, não é difícil perceber como a expressão física e emocional aqui torna as possibilidades de interação infinitas. A questão é que muitas pessoas desistem dessa complexidade. Normalmente, o tempo vai passando e a abertura para a complexidade vai diminuindo. Percebe como essa é a tendência geral no Pilar do Movimento. Já falamos sobre a razão disso: movimento é igual a desconforto.

E a gente vai perdendo o interesse por ficar desconfortável, por experimentar coisas novas. Sexo também pode envolver uma dose de desconforto, se você quiser experimentar, por exemplo. Não estou falando do desconforto advindo de uma falta de interesse em uma pessoa específica ou mesmo da falta de libido. Não é isso. Se você não tem interesse em se relacionar com outra pessoa, de forma alguma você deveria fazer isso. Isso não seria desconforto, mas violência. Estou me referindo a quando temos interesse e desejo por outra pessoa, mas existe uma resistência de sair da zona de conforto, de quebrar a rotina, de buscar novas perspectivas. Eu sei que não é todo mundo que é naturalmente aberto para toda hora testar alguma coisa diferente. Tem gente que só de ouvir a palavra "testar" já suspira de exaustão e dispara: "Mas eu estou há quinze anos casado, a gente vai ter que fazer de novo outro curso? De outra coisa?". Claro que não precisa ficar inovando e testando toda hora, mas, de tempos em tempos, esse talvez seja o melhor caminho para manter uma boa saúde sexual.

A nossa tendência é sempre de enrijecer e buscar conforto, que pode ser um sofá para se recostar ou, sexualmente falando, o conforto de fazer sempre as mesmas coisas. E a tendência natural dos relacionamentos é esta: você vai aos poucos se blindando e fazendo o que já sabe que dá certo, que já acha que funciona. Não é todo casal que tem a disponibilidade de, quinze anos depois, experimentar um negócio muito louco que não é necessariamente confortável. Vocês testam algo diferente, que não está legal, mas é um teste, e ao longo dele tudo pode acontecer. Porque, com o desconforto, vai que descobrem algo novo?

Como falamos no capítulo anterior: movimento bom, movimento de qualidade, movimento inteligente é igual a desconforto. Se você não se abrir para ficar um pouquinho desconfortável, vai descobrir muito pouco em termos de movimento. E sabe o que todas essas coisas que eu citei têm em comum? São brincadeiras, jogos. Caçar, chutar bola, lutar, convencer, fazer sexo são dinâmicas de movimentos complexos e lúdicos. Para os animais, isso é facílimo. Você já observou um gato caçando, por exemplo? Eles se divertem muito, geram expectativa, esperam a hora certa de atacar, pulam e, mesmo quando pegam a presa, não saem correndo para matar – ainda querem "curtir o momento".

A boa notícia é que voltar a brincar é um processo muito mais rápido do que parar de fazer isso. Você só precisa de uma bolinha no chão para começar uma brincadeira ou de um cabo de vassoura. Tendo um objeto, você cria uma regra, qualquer uma, por exemplo: a brincadeira é movimentar a bolinha pela casa com o cabo de vassoura, sem deixá-la encostar em nada, e você só pode segurar bem na ponta do cabo de vassoura com uma mão. E assim vai adicionando ou mudando as regras para testar o que pode acontecer. Por exemplo, pode continuar a brincadeira anterior, mas agora se movendo pela casa só com um pé no chão de cada vez ou algo assim.

Eu sei que isso pode parecer loucura e até desperdício de tempo. Sei que o adulto dentro de você quer bufar, pegar a vassoura e guardar. Mas a graça da brincadeira é essa: você está testando para ver o que acontece. Você vai saber que está no caminho certo se por acaso soltar um sorriso.

Testar possibilidades de movimento lúdico é também a base do processo artístico. Um dia, Jackson Pollock, um pintor norte-americano e referência no movimento do expressionismo abstrato, precisou se perguntar: *E se eu não usasse o pincel?*, o que não era a resposta mais prática e rápida para um pintor. Se um adulto "responsável" estivesse no ateliê, já ia começar a gritar que ele estava fazendo sujeira, que já existe pincel, que ele podia fazer menos bagunça, para ele parar de inventar moda e pintar logo alguma coisa que dê dinheiro. Então, é claro, pode até existir um modo mais prático e rápido, mas você não quer isso, mas sim movimentos complexos, quer explorar possibilidades, que ser lúdico. Para isso, você precisa ajustar a sua mentalidade e se testar – que é algo que aprender uma atividade física faz com a gente.

Aos poucos, você vai perdendo o desconforto e ganhando facilidade, porque já está ficando condicionado a lidar com a novidade. Nesse momento, você vai precisar introduzir outra brincadeira na sua vida. Deixe uma bola de tênis no chão de casa, um cabo de vassoura, um bambu, lá no meio da sala. Se você tiver uma bolinha, se permita interagir com ela. Vá com calma e curiosidade e entenda que, sem introduzir movimentos complexos na nossa vida, nós não chegamos a lugar algum.

OS TRÊS "IS" DA MAESTRIA

Tenho um professor de movimento, Ido Portal, que fala que, quando ele está ensinando alguma coisa, existem três etapas na maestria. A primeira é isolar, a segunda é integrar e a terceira é improvisar. Ele as chama de três "is" da maestria. Toda vez que aprende alguma coisa, você inicialmente adquire o conhecimento de forma isolada. Quem começa a estudar piano, por exemplo, aprende as notas separadamente, assim como a posição de cada nota no piano. Quando aprende a tocar uma peça, ela está na segunda etapa, integrando tudo que aprendeu para formar uma música. Na terceira etapa, se você tirar a partitura e der só o piano para a pessoa, ela consegue improvisar.

Funciona do mesmo jeito com as artes marciais: você aprende primeiro um movimento isolado, como a mecânica de dar um soco. Aí pratica isso de forma isolada milhares de vezes. Depois, integra esse padrão de movimento com outros em sequências fixas. No caratê, por exemplo, isso é chamado de *katas*, que são sequências de movimentos que vão conectando os novos aprendizados e preparando o estudante para a terceira etapa. Na etapa de improviso, o estudante luta com outro e, nesse momento, precisa improvisar. Já não há movimentos previsíveis.

Quando vai aprender algo novo, a gente passa pelas etapas de isolar e de integrar, mas a verdade é que a vida é puro improviso. Na sua prática diária, você vai nutrir padrões de movimento integrados e isolados para se preparar para as situações de improviso do seu dia a dia. É interessante ver que, no momento que tem que improvisar um movimento que você não isolou nem integrou, pode ter problemas. Quando você não faz nenhum padrão de movimento complexo durante cinquenta anos, um belo dia, ao andar pela sua casa, tenta se abaixar para pegar uma caneta que caiu no chão e a sua coluna trava. Você tentou improvisar um movimento que você não isolou nem integrou. Você se tornou, sem perceber, um "mau movedor", e aí o corpo começa a dar *tilt*. Um dia você acorda e fala: "Não sei por que acordei hoje com problema no joelho", mas o problema não surgiu do nada, é apenas a ponta do iceberg de décadas e décadas sem movimentar essa parte do corpo de forma inteligente. Então, primeiro você desistiu do joelho, depois foi ele que desistiu de você.

ACORDAR É MOVIMENTO

A maioria das pessoas não dá atenção para a maneira como acorda nem para como o corpo começa o dia. Se a sua intenção de movimento pela manhã é fraca, assim vai ser ao longo do dia. Não adianta você fazer uma hora de academia três vezes por semana e tomar whey protein, porque a qualidade do movimento começa na hora que você acorda.

Lembra quando falamos, no capítulo 5, da hora de acordar, *Brahma Muhurta*? O ponto do ritual de acordar é prestar atenção ao seu corpo. É para isso que ele existe. Com a atenção voltada para o corpo, você começa não só a entender o que está acontecendo com ele como também a perceber o que pode estar errado. Por isso, é importante se movimentar assim que você acorda, se espreguiçar, afinal, você acabou de ficar oito horas na mesma posição. Se você tivesse ficado esse mesmo tanto de horas no carro, você não faria um mínimo de estica e puxa ao sair dele? Mas muita gente não faz nem esse mínimo quando acorda.

"VÁ COM CALMA E CURIOSIDADE E ENTENDA QUE, SEM INTRODUZIR MOVIMENTOS COMPLEXOS NA NOSSA VIDA, NÓS NÃO CHEGAMOS A LUGAR ALGUM."

O ato de espreguiçar é o começo do diagnóstico para ver o que está acontecendo com o seu corpo. Será que eu dormi em uma posição estranha? Em cima do meu ombro? Muito encolhido? E você precisa entender o que precisa para dar uma ativada nesse ombro. Ou então você percebe que a sua coluna ficou em uma posição estranha e a alinha um pouco, melhorando os movimentos. Perceba que até os animais, por exemplo, cachorros e gatos, dão uma bela espreguiçada antes de se levantar do chão. Realmente a natureza é muito sábia.

Se tiver um vocabulário de movimento adequado (que os preparadores físicos chamam de consciência corporal), você consegue mexer o corpo e entender o que está precisando dia após dia. São só dois minutinhos de manhã, em vez de simplesmente começar o dia como se nada tivesse acontecido.

Espreguiçar não é uma técnica védica supercomplexa, é só o que você deveria fazer todo santo dia mesmo. Prestar atenção ao seu pé, a sua perna, quadril, tronco, ombro, braço, mão, pescoço e assim começar a ativar o corpo. Muitas vezes você dorme ao lado de outro ser humano e tem que sair da cama sorrateiramente para a pessoa não acordar e acaba se esquecendo de se espreguiçar. Às vezes, as pessoas têm inibição de encostar no parceiro, mas quem quer dormir junto vai acabar encostando um no outro, né? Minha dica é já avisar que você acorda e precisa se espreguiçar – se achar melhor, desça da cama e vá para o chão. Mas você precisa ocupar o espaço com o seu corpo de maneiras interessantes. Uma pessoa que fica constrita na própria cama onde dorme, que acorda constrita, que passa o dia constrita em um escritório, em uma mesa, pode ter certeza de que, no médio prazo, o corpo vai sentir e a conta vai chegar.

O corpo é sábio e ele nos pede movimento, que vem na forma de desconforto. Não é interessante? Enquanto buscamos conforto em vez de movimento, o conforto não vem, porque essa busca vai se traduzindo, progressivamente, em dores e problemas. Tem uma máxima que eu adoro que diz assim: "Escolhas fáceis, vida difícil. Escolhas difíceis, vida fácil".

RESPIRAR É PRECISO

Respiração também é movimento. Hoje a ciência moderna já estuda os efeitos do *Heart Rate Variability biofeedback* (ou apenas HRV), que é o treinamento de variação dos intervalos de respiração que condiciona seus batimentos cardíacos – e como eles têm efeitos sobre a sua performance e sobre diversas doenças, desde asma, passando por pressão alta até síndrome do intestino irritável.[31] Esse é outro momento interessante de encontro entre o que existe de mais moderno na ciência ocidental e o que existe de mais antigo na medicina oriental.

O ioga já trabalha há muito tempo os *pranayamas*, exercícios de respiração que são parte integral dessa prática. No *Bhagavad Gita*, um livro que já citei aqui, que data do primeiro milênio antes de Cristo, Krishna explica sobre a prática atenta do *pranayama* como uma das formas de se aproximar da divindade, já que quem domina a prática também aprende a controlar sua força vital.[32] No clássico *Autobiografia de um Iogue*, sobre o qual comentei no capítulo 6, de Paramahansa Yogananda, o autor refere escrituras de diversas tradições, de diversos lugares, falando sobre o poder da respiração, chegando até a Bíblia, que:

> contém passagens reveladoras de que os profetas hebreus estavam cientes de Deus ter criado a respiração para servir de vínculo sutil entre o corpo e a alma. O Gênesis afirma: "Formou o Senhor Deus o homem do pó da terra, e soprou-lhe nas narinas o fôlego da vida; e o homem tornou-se alma vivente.[33]

Essa citação faz muito sentido, porque algo muito interessante da atividade respiratória é que ela conecta os mundos do consciente e do inconsciente. E digo isso como médico, porque não são todas

---

31 Lehrer, P. M., Gevirtz, R. Heart rate variability biofeedback: how and why does it work? *Front Psychol.* v. 5, p. 756, 2014. Disponível em: <https://www.ncbi.nlm.nih.gov/pmc/articles/PMC4104929/>. Acesso em: 6 jan. 2023.

32 *Bhagavad Gita* 4:29.

33 Yogananda, P. *Autobiografia de um iogue*. Los Angeles: Self-Realization Fellowship, 1946.

as atividades metabólicas humanas que você consegue modular de maneira consciente, mas que, ao mesmo tempo, também funcionam automaticamente, na inconsciência. Por exemplo, se eu pedir para você respirar fundo agora, você consegue. Você consegue modular a sua taxa respiratória de maneira totalmente voluntária. É mais difícil eu dizer para você acelerar ou parar os seus batimentos cardíacos – para a maioria das pessoas, não é possível controlá-los com a consciência. A respiração, mesmo se você não prestar atenção, acontece. Se você tomar o controle dela, a respiração pode servir como uma ferramenta potente para estruturar muitos processos do corpo. É disso que falam os estudos de variabilidade de batimentos cardíacos e técnicas de biofeedback, que basicamente ecoam técnicas simples de respiração lenta de milhares de anos atrás.

Trabalhar na melhora da sua capacidade respiratória é algo muito próximo do Pilar do Movimento porque a respiração depende da musculatura, principalmente de um músculo que se chama diafragma, para encher e esvaziar os seus pulmões. Não é à toa que a gente categoriza as atividades físicas em aeróbica ou anaeróbica, o que remete ao papel do oxigênio ou do ar nessas atividades. Ou seja, respirar direito é pré-requisito fundamental para ser um bom praticante de movimento.

É por isso que muitas atividades de movimento, como o ioga que acabamos de citar, assim como tai chi chuan e até a musculação que você faz na academia, são recomendadas pelos professores muitas vezes seguindo padrões específicos de respiração. Quando você vai fazer um treino de força, o personal trainer ou professor fala para você soltar o ar na hora que você está fazendo mais força, ou o contrário, dependendo da linha de treinamento, porque a respiração tem papel fundamental na performance física.

Não tem nada que eu prescreva mais do que respiração como lição de casa para os pacientes. E, claro, existem algumas modalidades diferentes dela. Dentro da disciplina do ioga, estudei isso com muito cuidado, porque, apesar de ser uma ferramenta muito poderosa e simples de usar, existem diversos tipos de exercício de respiração – e nem todos são bons para todas as pessoas. Por isso, é importante ter cuidado e sempre o acompanhamento de um profissional qualificado. Existem técnicas de respiração mais vigorosas, que podem gerar efeitos contraditórios, adversos para a saúde humana. Respirações muito fortes e ritmadas e velozes podem agravar o *vata*, por exemplo, pela leitura ayurvédica.

Sugiro fazer algum tipo de exercício de respiração todos os dias, por pelo menos cinco minutos. Se você está começando, faça antes de cada refeição por apenas dois minutos, é isso mesmo! E aproveito para deixar com você três exercícios muito simples e que não têm nenhuma contraindicação:

EXERCÍCIO DE RESPIRAÇÃO Nº 1

O primeiro é o mais básico de todos: respire lentamente por dois minutos. Nesse ritmo, significa que você vai fazer a média de cinco respirações por minuto, mais ou menos. Para você ter ideia, em geral, as pessoas respiram entre nove e 24 vezes por minuto.[34] A cada dez segundos, mais ou menos, você coloca uma leva de ar para dentro e uma para fora. Então inspire e, em seguida, expire por cinco segundos em cada etapa. Estou sugerindo esse ritmo, mas não precisa se apegar muito a ele. O importante é fazer o famoso "respira fundo". Pode ser durante dois minutos antes de você fazer uma refeição, logo que você acordar ou até mesmo antes de dormir. Prescrevo isso muito na clínica, e os efeitos são fenomenais: desde diminuição de estresse, passando pelo aumento de concentração até melhora na digestão. É muito simples apenas respirar fundo dez vezes. Isso pode parecer nada, mas tem um efeito na sua saúde muito profundo.

---

34 Lehrer, P. M., Gevirtz, R. Heart rate variability biofeedback: how and why does it work? *Front Psychol*. v. 5, p. 756, 2014. Disponível em: <https://www.ncbi.nlm.nih.gov/pmc/articles/PMC4104929/>. Acesso em: 6 jan. 2023.

EXERCÍCIO DE RESPIRAÇÃO Nº 2

A segunda técnica de respiração que quero dividir com você é a inspiração em um tempo determinado e a expiração pelo dobro de tempo que você inspirou. Então, por exemplo, você vai inspirar contando até quatro e expirar contando até oito. Só isso. E essa contagem depende do quanto você consegue. Se você não consegue até quatro, inspire contando até três e expire contando até seis. Isso é uma técnica que ajuda a pessoa a esvaziar completamente o ar excedente nos pulmões, uma vez que a maioria das pessoas passa o dia inteiro sem nunca tê-los esvaziado adequadamente. E, quanto mais estressados, ansiosos ou com pressa estamos, mais curtos e rápidos são os ciclos respiratórios.

EXERCÍCIO DE RESPIRAÇÃO Nº 3

A terceira técnica é conhecida como respiração quadrada. Nela vamos explorar os quatro momentos fundamentais da respiração: o momento de inspiração, o momento de retenção cheia, o momento de expiração e o momento de retenção vazia. A maioria das pessoas não passa nenhum tempo na retenção cheia nem na retenção vazia. Normalmente, a gente flui da inspiração para a expiração sem nenhuma pausa. A técnica da respiração quadrada recomenda o mesmo tempo de retenção cheia, de inspiração, de expiração e de retenção vazia. Na prática, é mais ou menos assim: você inspira contando até três, segura o ar contando até três, expira contando até três e segura vazio contando até três. Por isso se chama "respiração quadrada", entendeu? Claro que você pode fazer isso contando até o número que se sentir confortável, só não quero que você force demais nem sinta que passou do ponto. A ideia aqui não é ver quem prende o ar por mais tempo, então faça isso com responsabilidade e respeitando as suas limitações.

Costumo prescrever *pranayamas*, esses exercícios de respiração, para a maioria dos pacientes que eu vejo na clínica, porque a maioria das pessoas hoje ou está estressada, ou está deprimida, ou as duas coisas. Pessoas que têm dor de cabeça constante ou dificuldade de digestão muitas vezes apresentam esses sintomas também por conta de um processo de respiração deficiente, uma desoxigenação, vez que o oxigênio, além de ser um dos principais nutrientes das células humanas, o ajuda no bom desempenho de várias atividades metabólicas. Respirar muito curto pode prejudicar funções básicas das suas células e até de sistemas físicos inteiros. Vale frisar que todas essas técnicas de respiração são de movimento.

PERGUNTAS PARA SE FAZER SOBRE O MOVIMENTO NA SUA VIDA

1. Quando foi a última vez que eu fiz uma aula experimental?
2. Quando foi a última vez que eu brinquei?
3. Eu gosto de brincar?
4. Quando acordo, qual é a primeira coisa que eu faço?
5. Eu tenho o costume de me espreguiçar?
6. Eu presto atenção na minha respiração?
7. Quantas vezes ao dia eu paro para respirar fundo?

PARTE 5

PRESENÇA

CAPÍTULO 10

Sete anos na Índia

"Ele habita em profundo silêncio, contemplando, sereno,
o louco vai e vem, porquanto tudo o que existe é
um incessante vir e voltar, um nascer e um morrer."

Lao Tsé. *Tao Te Ching. Poema 16*

A Índia talvez seja o lugar mais barulhento e o que mais ensina o mundo sobre a necessidade de silêncio e meditação, mas andar numa rua indiana é tudo, menos silencioso. No meu caso, passar quase sete anos lá foi a experiência de uma vida. Além de poder viver de verdade a riqueza cultural desse país, tive a honra de estudar com médicos ayurvédicos muito renomados, como o dr. S. H. Acharya e a dra. Savithri Sambamurthy.

Eu me considero um nerd desses bem chatos, e uma das provas disso é que, quando cheguei à faculdade, fiz questão de entrevistar todos os meus veteranos. Fui atrás de todo mundo que estava lá há mais tempo e pedi um horário com cada um deles. Na hora marcada, aparecia com meu caderninho e enchia um por um de perguntas. Meu raciocínio era que, como eu tinha ido até a Índia, deixado a minha vida para trás para morar naquele lugar tão diferente, então eu não podia perder nem um minuto. Eu ia aprender tudo que dava para aprender. "Você está aqui há cinco anos, o que você acha que eu deveria fazer para aproveitar o meu tempo da melhor forma possível?" ou "Você está aqui há quatro anos, o que você acha que eu deveria fazer para ser o melhor médico ayurvédico possível?".

E, de todos os meus veteranos, o mais influente na minha formação inicial foi Lionel Poirot, um estudante francês que estava prestes a se formar. Ele me disse o seguinte: "Há três professores na Gujarat Ayurved University com quem você precisa passar o máximo de tempo possível". E ele foi tão específico que eu o obedeci. Em primeiro lugar nessa lista estava o professor e Vaidya S. H. Acharya, que conduzia grupos de leitura em sua casa pela manhã. Lionel me disse para ir falar com ele e pedir para participar dos grupos, que eram para poucas pessoas, mas eu deveria insistir – ainda mais na Índia. E aí eu fui falar com o professor Acharya. Nem precisei insistir tanto e ele falou: "Tudo bem, semana que vem, se quiser, pode começar".

E eu ia todos os dias para a casa dele às 6h, onde a gente meditava em silêncio durante uma hora e na segunda hora ele lia o Charaka Samhita, o livro mais antigo do Ayurveda. Ele lia o original em sânscrito, traduzia para o inglês e comentava com a experiência clínica dele. Eu não entendia nem 10% do que ele dizia nos primeiros meses, mas era o primeiro a chegar e o último a sair. Ele realmente era tudo aquilo que Lionel tinha dito, e, vendo meu empenho, o dr. Acharya começou a me chamar para acompanhá-lo em algumas viagens que ele fazia. Eu às vezes faltava à aula para ficar dez dias com ele no sul da Índia, por exemplo, na casa/clínica dele em Udupi, no estado de Karnataka. Na metade do primeiro ano, quase me expulsaram da faculdade alegando que eu não tinha interesse em assistir às aulas, só ficava viajando e engajado em tarefas extracurriculares. Eles não imaginavam que eu estava viajando com o professor Acharya. E ele foi falar com a coordenadora do curso e me salvou. Pelo que eu entendi, ele explicou que eu estava, sim, estudando e, como ele era muito respeitado na universidade, eles relaxaram um pouco. Claro que sem antes me ameaçar de leve que eu ia reprovar nas provas e tal. Eles não estavam sem razão, mas eu sentia no meu coração o que precisava fazer e simplesmente fazia.

Entre tantas coisas que aprendi com o dr. Acharya, tem uma que já vem há anos moldando a minha vida: toda quarta-feira, às 12h do horário de Brasília, entro ao vivo no YouTube para ler um texto clássico do Ayurveda. Eu chamo essa série de *Vida Veda nos* Samhitas.[35] Faço exatamente como eu aprendi: abro uma live e fico lendo lá os Samhitas no original, traduzindo, interpretando e comentando com a minha experiência clínica. Eu aprendi que sou parte de uma tradição milenar que busca manter o Ayurveda vivo e mais acessível, como deve ser.

A outra tradição que o dr. Acharya me ensinou, tão importante quanto essa, foi sempre começar praticando o silêncio.

VOCÊ ESTÁ AQUI

Se sono é entrega, alimentação é prioridade e movimento é desconforto, silêncio é presença. O silêncio é uma maneira de entender a sua capacidade de estar presente no momento que você está vivendo, porque a mente tem a tendência de habitar três espaços: o futuro, o passado e o presente, e a atenção é dirigida de acordo com esse fluxo. A maioria das pessoas vive mais fortemente entre o passado e o futuro. Estamos sempre nos lembrando de alguma coisa e imaginando ou desejando outra coisa o tempo inteiro.

Quer um exemplo? Você está lendo este livro e pensando: *Poxa, esse trecho é muito bom, vou grifar, preciso falar isso para os meus filhos, para o meu marido. Porque ontem eu falei com ele sobre esse negócio da importância de meditar, mas ele disse que não consegue, ele está muito estressado, com muita pressão no trabalho. Ah, não passei no mercado e acabou o sabonete, e agora? Vou mandar uma mensagem para ele trazer....* E daí esse monólogo continua e você nem lembra mais onde foi que isso tudo começou.

E não é só você que faz isso, todos nós ficamos indo – para lugares que não existem – e voltando. A única coisa que existe, mas que é a menos habitada de todas, o quarto mais vazio da sua casa, é o presente. Porque a mente fica só se lembrando de coisas e gerando desejos e projeções para o futuro.

---

35 Você pode ver o primeiro vídeo da série em: Introdução ao Ashtanga Hrdayam | Vida Veda nos Samhitas [1]. Disponível em: <https://youtu.be/eLyrkXcMSwc>. Acesso em: 6 jan. 2023.

O silêncio é o pilar que diz: você está aqui, você está no *agora*. Porque transitar do futuro para o passado são ferramentas, mas não são representativas do seu estado natural, que é agora. O que está acontecendo neste exato momento? Aí, durante uma respiração, para exercitar essa presença, eu peço para você prestar atenção ao ar que entra e ao que sai. Do momento que você nasce até o momento que você morre, você inspira e expira. Tem uma história zen-budista que fala sobre isso. O discípulo pergunta para o monge: "Monge, o que é a vida? Qual é a essência da vida? E o monge lhe responde: A vida é ar que entra e ar que sai. No dia que o ar sair e não entrar mais, acabou a vida". É só isso.

Se você tentou fazer algum dos exercícios do capítulo anterior, deve ter percebido como a mente não quer fazer nada disso. Depois de toda a explicação sobre a respiração ser movimento, você decidiu tentar aqueles dois minutos antes da próxima refeição e, enquanto ainda contava o tempo que estava inspirando, já começou a pensar em tudo que tinha que fazer, no vento frio que entrava pela janela, onde será que está seu casaco e… perdeu a conta. Quantos segundos mesmo? O ar estava saindo ou estava entrando?

Quem mora em grandes capitais frequentemente vê alguém que anda na rua falando sozinho, brigando com o nada, vociferando, depois falando mais macio, tendo grandes conversas sozinho. Quem não anda falando sozinho aponta para essas pessoas e as chama de "loucas", justificando esse nome por falarem sozinhas o dia inteiro. Só que, na verdade, a maioria de nós é um pouco como essas pessoas. A gente só está andando por aí de boca fechada.

É da natureza da mente levar você embora. A sua mente vai para trinta e cinco lugares diferentes, justo na hora de fazer o que deveria ser a atividade mais fácil do planeta Terra: prestar atenção ao ar que entra e ao ar que sai. A natureza da mente é levá-lo para fazer alguma coisa. E o exercício da presença, do Pilar do Silêncio, é a habilidade de entender o que está acontecendo de verdade, embaixo dessas camadas todas de distração, de passado e de futuro. Perceber o que é verdade *agora*.

O passado é um momento do qual você se lembra, mas a nossa capacidade para lembrar é muito enviesada. Quantas vezes já aconteceu de você contar uma história e alguém que estava junto corrigir, dizendo que não foi bem assim isso que aconteceu. Os dois estavam lá ao mesmo tempo, mas ninguém consegue concordar se esse passado foi verdadeiro ou não. O passado é uma ideia que você criou, que olhou de um ângulo específico para uma realidade em particular com a sua capacidade de concentração. O futuro é algo que realmente não existe, você está inventando. E, embora você possa gastar horas fazendo isso, talvez o que aconteça na realidade seja outra coisa que você ainda nem conseguiu prever. A única coisa que você tem de verdade é o que está acontecendo agora. Só que, toda vez que tentamos colocar nossa atenção nesse agora, ela quer fugir desse lugar para um espaço que a gente não sabe se existe e se é preciso.

Às vezes quando você para e respira por poucos minutos parece que a sua frequência interna muda, assim como a sua capacidade de ouvir, de perceber, não é? Eu chamo isso de silêncio, mas na verdade estou falando de presença, palavra que não uso como nome do Pilar porque acho que silêncio é um conceito para o qual a gente precisa chamar a atenção. Nós estamos em um mundo que ama e prioriza o barulho, que acha que quanto mais barulhento, melhor.

E, quando falo "esteja presente", em geral você já acha que realmente está. A gente aprende isso desde criança na chamada da escola, mas é mentira, só o seu corpo está ali presente, mas a aula era de quê? Silêncio é presença. A sua capacidade de exercitar esse silêncio é proporcional àquela de exercitar a habilidade de ficar no momento que você está agora e que sempre está. E a sua mente, seu corpo, a televisão e as pessoas estão sempre o distraindo dessa realidade. Presença é a sua realidade por debaixo dessas distrações todas. Por isso que eu considero o silêncio um dos 4 Pilares da Saúde. A sua opção não é fazer ou não silêncio, mas *como* você vai fazer isso e a qualidade disso, porque ele é a verdade sobre a sua existência.

O EU QUE NÃO É MEU

Presença e silêncio são a sua capacidade de compreender quem você é de verdade, por debaixo das coisas, de todo o barulho da vida. Quando eu falo para você prestar atenção à respiração, na verdade o que importa dessa atenção não é a respiração em si, mas sim o observador. A consciência disso é muito mais importante do que o que você está percebendo. Essa ideia, essa dualidade que existe entre o que é observado e aquilo que se observa, é o ponto fundamental, na minha opinião, de todo o Ayurveda.

O silêncio é a capacidade de estar presente, de conseguir observar quem você é no contato com as coisas que observa. É, principalmente, a capacidade de distinguir entre o observador e o observado, entre quem você é e o que é seu.

O Charaka Samhita elabora isso no *Sharira Sthana*, capítulo 1. É um volume um pouco mais avançado dentro do Charaka, em que ele elabora sobre como todas as doenças na verdade derivam de um ponto fundamental, que é uma desconexão, uma falta de capacidade de compreender a realidade do jeito que ela é.

Eles chamam essa doença de *prajñaparadha*, que é uma confusão que acontece quando você acredita que o observador e o observado são a mesma coisa. Você poderia, por exemplo, ao observar a respiração, achar que você é a respiração que observa. A maioria das pessoas não faz isso quando o assunto é respirar. Entenda que, quando falo de respiração, não estou falando de você. Você tem consciência, você usa até o pronome possessivo para se referir a ela, mas a *minha* respiração não sou eu, ela é minha.

O exercício dessa divisão entre eu e meu é absolutamente fundamental para todas as ciências védicas. Pode parecer óbvio quando falamos de respiração, mas, se eu mudar o assunto para o corpo, fica um pouco menos. Você é seu corpo? Não é. O corpo também tem um pronome possessivo atrelado a ele. Se existe o meu corpo, eu consigo ver o corpo e dizer: esse corpo é meu. Então, quem é esse eu que está por detrás do meu corpo? É alguém que diz: "meu".

Toda vez que você disser "meu", tem "eu". E às vezes você confunde o "meu" com o "eu". Muita gente, quando a perna está doendo, diz: "Eu estou sofrendo", como se o corpo fosse o "eu".

Quando o seu celular quebra, você sofre? Se isso é diferente de você, por que um problema nele gera um problema em você? Os Samhitas chamam isso de apego, a relação que a gente faz entre o "eu" e as coisas que não são "eu". E nós cometemos esse mesmo erro, esse mesmo *prajñaparadha*, em vários campos da nossa existência.

Muita gente se confunde em relação ao dinheiro, principalmente. Pense comigo: se eu perder vinte reais, eu fico "Matheus menos vinte reais"? Eu sou menos do que eu era antes? E quando eu nem tinha esse dinheiro? Eu era menos? Você "menos" todos os seus bens é menos você ou é a mesma coisa? Se tirar tudo que é seu, o eu é menor que a soma disso tudo? Estou exemplificando com vinte reais, mas poderia ser uma casa, um carro, uma posse qualquer. O seu eu é maior quando você coloca mais coisas? Quando tem muitas conquistas para carregar?

CONTROLAR A MENTE?

Quando falo de silêncio, muitas vezes as pessoas acham que eu estou falando de meditação. E a crença mais comum é que meditar é controlar a mente. Aí você se senta na sua almofadinha de meditação, cruza as pernas da forma mais iogue possível e fala: agora vamos embora, vamos controlar isso aqui como o Buda mandou. E você pode tentar o que quiser para controlar a mente, mas ela ama esse jogo mais que qualquer um. É como virar para um cão da raça Labrador, levantar uma bolinha e dizer "vamos brincar?".

Você vai conseguir controlar a mente por menos de um minuto e o seguinte diálogo vai começar:

Mente: "Nossa, você é cheio de controle mesmo."
Você: "Sou, né? Não sei quem disse que meditar era difícil."

Mente: "Difícil nada! É difícil para as pessoas comuns, mas você sabe que é especial, né?"

Você: "Eu sei... então, sem querer me achar muito, mas acho que já dominei esse negócio de meditação."

Mente: "Olha, acho que mais um pouquinho você se ilumina mesmo."

Você: "Será? Tipo um Buda?"

Mente: "Acho que sim, hein?"

Você: "Preciso postar sobre isso então! O pessoal vai adorar saber."

Acho que você já entendeu onde essa história vai parar. O fato é que a mente adora que você fique em cima dela, podendo fazer isso para sempre – e faz. Por isso que um dos textos clássicos do ioga, chamado *Os Yoga Sutras de Patanjali*, explica como vencer as oscilações da mente. Ele usa a palavra *nirodha*, que apresenta diversas traduções, mas normalmente podemos ver como "recolhimento", o ato de trazer para dentro algo que se espalhou para o lado de fora.[36] Quando oscila, você pega aqui, segura e guarda. A essência da mente é exatamente criar e agir, correr e fugir e pular de galho em galho. A diferença entre você fazer ou não fazer ioga não é o quão rápido você consegue segurar a mente, porque ela vai sair pulando de qualquer jeito. É você saber que você e a mente não são a mesma coisa, por isso ela pode pular igual um grupo de macaquinhos, enquanto você só observa ela fazer isso. Daí, quando a mente fizer alguma coisa, o problema é dela. Você está só assistindo a ela.

Eu sei, parece impossível imaginar isso: *como eu vou só assistir à minha mente? Ela é minha! Ela sou... eu?* É isso que você pensou, admita. E o problema está exatamente aí. Você acha que você é a sua mente, mas lembra da regra do pronome possessivo? Se é seu, não pode ser você. Você acha que você é o corpo e, aí, quando o corpo adoece, você adoece. Quando a mente oscila, você oscila. A questão principal da presença é você não ser afetado por essas oscilações. Porque, em última análise, você nem é esse negócio. Se eu

---

36 *Os Yoga Sutras de Patanjali*. Tradução de Carlos Eduardo Gonzales Barbosa, 1999.

virasse para você e dissesse assim: "Ioga é você não ser afetado pelas atividades do Juliano". Você ia achar superfácil, afinal, sei lá quem é esse Juliano, não é? Mas o Juliano, na verdade, são os seus filhos, é o seu trabalho, é a sua mente. E ioga é você não ser afetado pelas atividades disso tudo que você não é.

O problema que o Charaka chama de *prajñaparadha* é que muitas vezes você não sabe o que está acontecendo dentro de você. Você acha que, quando oscila uma coisa, na verdade está oscilando outra. Você chega à conclusão de que é você mesmo que está oscilando. Já pensa que está triste, ou que dormiu mal, que está sem fome. Eu, eu, eu. É o *seu* estômago, é o *seu* corpo, é a *sua* mente. É *meu, meu, meu*. Não é eu, eu, eu. O silêncio, serve só para isto: afiar a sua capacidade de entender o que é e o que não é você.

De acordo com os Samhitas, quando você mistura o que é seu com a ideia do que é você, fica doente, porque a tendência é criarmos um círculo à nossa volta e chamarmos tudo que está dentro dele de "meu", e agora essas coisas também nos afetam. E daí passamos a vida alargando esse círculo. Então, se o meu corpo é meu, ele gera sofrimento para mim. O meu corpo dói aqui, sente prazer ali. Eu quero menos dor e mais prazer. Eu quero comer uma comida gostosa para ter prazer nas minhas papilas gustativas, para me sentir bem na minha barriga. Você lê estas palavras aqui no livro e acha muito agradável para a sua mente. E a mente é sua, mas você está sempre se confundindo, com a certeza de que você é a sua mente. Você muitas vezes acredita que é um acumulado das suas ideias, certo? Mas, se a mente é sua, quem é você por trás da mente e das ideias? Se você pode falar minha mente, você pode olhar para ela. Eu consigo observar a minha mente, que está acelerada, preguiçosa, cansada.

AQUELE QUE OBSERVA

Na visão ayurvédica o "eu" nada mais é que a atividade de observação de tudo que existe. O corpo e a mente fazem coisas, os sentidos percebem coisas, mas você *observa* coisas. Lembra quando contei do que é feita a vida para o Ayurveda lá no capítulo 2? É a união do seu corpo (*sharira*), dos seus órgãos e sentidos (*indriyas*), da sua capacidade cognitiva (*sattva*) e de quem observa tudo isso (*atma*).

A mente unifica toda a percepção sensorial e é conhecida como *sattva*. A sua ação é determinada pelo seu contato com os objetos dos sentidos e por *atma* – aquilo que é e que não pode ser visto. Isso age como uma força dirigente para todas as faculdades sensoriais. A mente é a base do seu entendimento da realidade, por isso você precisa cuidar dela e não se confundir sobre o que ela é. Por isso que no Ayurveda se diz que a cabeça está entre os órgãos mais importantes do corpo, uma vez que ela é a sede da maioria dos órgãos dos sentidos: olhos, ouvidos, nariz e língua estão localizados todos ali.

Agora, vamos falar de *atma*, que prefiro que você não traduza como "alma", e sim como "aquilo que observa". É você. O conhecimento de *atma* é uma terapia para os doshas da mente, um tratamento para a sua saúde. O famoso, tão falado por aí, autoconhecimento. De tanto que falamos dele, já virou meio que um lugar-comum, tanto que usar o termo autoajuda chega até a soar pejorativo. Mas o autoconhecimento é uma das três terapias mais importantes para os doshas da mente.

O Reino Unido criou, em 2018, um Ministério da Solidão, e hoje existem países que estão copiando essa iniciativa, como a Alemanha[37] e o Canadá,[38] já que foi identificado que, na Inglaterra, muitos britânicos são solitários. Não que a solidão em si seja um fator causador de doenças, ou senão todo monge que habitasse uma caverna estaria com a saúde péssima. É que a solidão às vezes faz com que a pessoa fique deprimida, e a depressão também é um fator gerador de uma série de doenças. E sabe qual é o problema de fato? Quando uma pessoa está "sozinha", ela acha que está faltando alguma coisa. A depressão e a ansiedade, distúrbios atualmente muito comuns, são o contrário de

---

37 DW. *German politicians warn of dangers of loneliness*, 2018. Disponível em: <https://www.dw.com/en/following-uk-german-politicians-urge-for-measures-to-fight-loneliness/a-42217742>. Acesso em: 6 jan. 2023.

38 CBC/Radio-Canada. *Does Canada need a loneliness strategy?*, 2018. Disponível em: <https://www.cbc.ca/player/play/1139444291941>. Acesso em: 6 jan. 2023.

autoconhecimento. Quando você entende – pelo menos na visão do Ayurveda – o que você é, não tem como você se sentir só.

A parte mais importante de trabalhar o silêncio na sua vida é encontrar o lugar de observação plena da realidade. Aquilo que vê o corpo, a mente, aquilo que percebe os sentidos. Se para aquilo que observa e que não pode ser observado damos o nome de *atma*, *atmadivijñana* é o conhecimento do que você é de verdade, por trás dessas camadas todas. Se você souber quem é, será que existe solidão nesse lugar? Existe a aflição porque você não sabe o que vai acontecer no futuro? Ou existe a nostalgia do que aconteceu no passado e você quer que volte? Existe um lugar para onde você precisa ir ou um de onde você precisa sair?

Essas perguntas que permeiam a insatisfação humana, assim como a necessidade de ter um parceiro ou uma parceira, ou a necessidade de estar dentro de um círculo social – e que são impulsos supernaturais do ser humano –, vêm de um lugar de falta de autoconhecimento. No momento que aceitamos buscá-lo, naturalmente começamos a entender qual é o nosso lugar, o que somos, o que é o outro, qual é o lugar do outro e qual é a relação entre essas coisas.

Uma coisa é você gostar de estar com outras pessoas e se divertir durante esse processo, outra é *precisar* disso. Eu não estou negando aqui os impulsos sociais dos seres humanos, eu amo estar junto das pessoas. Acho maravilhosa essa dança toda que a gente faz, esse balé que é a vida humana. Agora, se eu não tiver a convivência, se eu não tiver o parceiro, se alguém terminar comigo... E aí? A minha vida desmorona? Então a minha identidade, a minha sensação de eu, dependia daquela interação? Nesse caso, está faltando autoconhecimento. Não dá para você praticar discernimento (*dhi*) ou coragem (dhairya), como expliquei no capítulo 2, se não tiver a menor ideia do papel da mente nessa dinâmica toda.

Para entender o que é bom e o que é ruim para você, para agir de forma coerente com os seus desejos e anseios, é preciso, em primeiro lugar, entender por que você os tem. E essa busca do conhecimento de quem você é, *atmadivijñana*, é uma das três terapias da mente. Não é à toa que o Charaka Samhita fala que estudar Ayurveda é, em si, uma terapia. Parece doido, mas faz todo o sentido. Por que apenas estudar Ayurveda já é uma terapia eficaz? Eu lhe respondo: porque é um movimento de conhecer profundamente esses elementos que constituem a vida humana. É uma maneira de entender o que você é e o que não é, e não é uma maneira de se colocar dentro de uma caixinha.

A busca pela *prakrti* (a sua natureza) está na essência desse estudo. Na verdade, ela é a base de todas as buscas. Por isso não informo *prakrti* para nenhum paciente que venha me perguntar sobre isso em consulta. Eu acredito que o meu papel como vaidya naquele momento é direcionar a pessoa para um caminho de descobrir quem ela é, e não eu mesmo dizer para ela. Quando nos encontramos em uma posição de procurar alguém que nos diga quem somos, estamos reproduzindo padrões muito infantilizados, colocando-nos em um lugar em que o adulto responsável vai dizer quem eu sou, o que é importante para mim e como eu devo me comportar.

Mas saúde é liberdade. Ayurveda é uma ferramenta de liberdade para a sua vida, e não de aprisionamento em um rótulo. Por isso, um dos meus objetivos – inclusive neste livro – é que você, no seu processo de aprendizado, fique livre de mim. É por isso que eu não vou lhe passar uma dieta nem uma regra sobre como realizar exercícios. Eu não quero que você me siga como um guru. Eu sou só um médico entre vários que são, inclusive, muito mais habilidosos que eu, no mundo. A ideia é que você tenha todas as ferramentas de que precisa para ser livre, para ser feliz de verdade. Isso, em última análise, é a essência do Ayurveda.

CAPÍTULO 11

A vida em alta definição

"Uma mente disciplinada traz felicidade."
Buddha, *Dhammapada*, verso 35

O QUE É MEDITAÇÃO... E O QUE NÃO É

Quando falamos de meditação, assim como de Ayurveda, as pessoas tendem logo a fazer conexão desses dois tópicos com a Índia, e sua cultura, e o hinduísmo. Mas nem um nem outro são hindus, existem milhares de outros tipos de meditação e essas coisas apenas nasceram lá de certa forma. O Ayurveda e a meditação são um instrumento, nascidos os dois da cultura védica, que registrou pela primeira vez a prática de meditação há mais de 4 mil anos nas escrituras sagradas indianas. Mas, mesmo os Vedas, não oferecem um passo a passo sobre como meditar, apenas a importância de domar a mente para ter uma vida boa.

O Charaka Samhita, no *Sharira Sthana*, capítulo 1, explica que, se o eterno é percebido como efêmero, o prejudicial como útil e vice-versa, o intelecto está prejudicado.[39] O intelecto saudável vê as coisas como elas são. O eterno é percebido como eterno e o efêmero é percebido como efêmero. E, se você parar para pensar, assim como a confusão entre o "eu" e o "meu" coloca a gente em muitas situações

---

39 *Charaka Samhita, Sharira Sthana,* Capítulo 1:99

dolorosas, a confusão do que é eterno com o que é efêmero está na base de uma série de problemas e sofrimentos que enfrentamos.

Se, por exemplo, tenho um relógio e alguém o rouba, fico muito triste. Por que eu fico muito triste? O relógio era permanente ou impermanente? Ele era impermanente, eu não tinha nenhuma ilusão de que ia durar para sempre. Eu sabia que uma hora ele ia parar de funcionar ou deixar de existir. Como a essência do meu relógio é a impermanência, na hora que ela se manifesta, por que eu sofro? Sofro porque existe ali uma má compreensão da realidade, que me diz: "Os outros relógios são impermanentes, mas o meu relógio é para sempre".

Outra coisa impermanente são as pessoas, mas todo mundo escuta isso, concorda e, em seguida, completa em silêncio: "Mas o meu relacionamento é para sempre". Mas nenhum é. Até quem é muito romântico ou muito religioso se casa "até que a morte os separe". Você não se casa para sempre. Você promete estar junto até a morte, o que significa que é finito. Quando você chegar ao paraíso, e seu cônjuge estiver lá também, vocês não serão mais casados. Você não está ligado a essa pessoa para todo o sempre, não é essa a ideia.

Qual é a natureza dos relacionamentos? É impermanente. Então, na hora que o relacionamento manifesta essa impermanência, por que eu sofro? Sofro porque eu achei que, mesmo sabendo que todos os relacionamentos são impermanentes, o meu era para sempre. Esse aqui vai durar. Mas por quanto tempo? Por quanto tempo *você* vai durar? Se o seu corpo é impermanente, por que você sofre quando ele manifesta essa impermanência? Por que ficar velho dói tanto assim para algumas pessoas?

Se você, ao se olhar no espelho, exclama: "Estou ficando velho", de onde veio a surpresa? Você nunca teve um avô? Um pai? Você nunca viu pessoas mais velhas na rua? A natureza do corpo humano é essa, mas por que a gente lida tão mal com envelhecer se o envelhecimento está no projeto? Envelhecer é sinal de que o projeto deu certo e, como tal, você, e todo mundo que você conheceu ou vai conhecer, morrerá um dia. Todo mundo que um dia nasceu veio ao mundo por meio de uma relação sexual e algum dia vai morrer. É o início e o fim. Mas nós vivemos em uma sociedade em que esses momentos obrigatórios da vida de todos os seres humanos são tabus.

Quando você conversa com um escritor, quase todos são unânimes em dizer que um dos cuidados que se precisa ter é o jeito certo de colocar sexo ou morte em uma história. Quando você está escrevendo uma história, seja ela sobre qualquer coisa, como solidão, criatividade ou memória, se colocar sexo ou morte no meio, esses temas vão sequestrar o público e, a partir daí, quer queira, quer não, o seu livro ou filme será sobre isso. Sabe por quê? Porque as pessoas ainda não veem sexo e morte como coisas naturais, comuns a todos. Não é incrível que o começo e o fim da vida sejam tabus para nós? Todo mundo veio do sexo e vai terminar na morte. Toda a humanidade compartilha do mesmo destino, mas, individualmente, todo mundo prefere pensar que, de alguma forma, com ele ou com ela pode ser diferente.

Em geral, a observação da realidade, tanto dentro do budismo quanto dentro do hinduísmo, é a meditação para entender o que é permanente e o que é impermanente ao longo da sua vida. Existe um processo de iniciação dentro do hinduísmo chamado "fogo branco". A meditação do fogo branco é, resumidamente, o seguinte: você se senta dentro do fogo branco (que é um processo de visualização, não uma fogueira de verdade), que queima tudo que você não é. É uma investigação a respeito do que você é de verdade. Por baixo dessas camadas todas de crença, de apego, de ego, de posse, o que você é de verdade? O que sobra se eu tacar fogo e queimar tudo que você não é, tudo que é seu?

Muitas tradições budistas fazem exatamente isso. Você olha em volta e fala: esse controle é permanente ou impermanente? É impermanente, ele também vai passar. Esse corpo é permanente ou impermanente? É impermanente, ele também vai passar. Fazem isso com a casa, com o trabalho, com o sofá, enfim, com tudo à sua volta. Todo dia você pode fazer isso. Basta se sentar por dez ou quinze minutos e exercitar o olhar da impermanência. Basta investigar o que é permanente.

DESAPEGO

O Charaka fala que o caminho para o entendimento da realidade passa por desapego, o que não significa que eu não ligo para nada, não quero ninguém, não estou nem aí, que o mundo que se exploda. Desapego é você conseguir entender o que disso aqui é e o que não é você.

Os budistas, como sempre, têm histórias muito interessantes. Em uma delas, um guru estava andando pela rua, quando tropeça em uma pessoa em situação de rua bem no meio da rua. Ela então olha para ele e diz: "Está louco? Está cego? Não está olhando, não? Eu estou aqui no chão". E ele responde: "Opa, uma pessoa que eu não conheço me xingando aqui, que loucura".

No dia seguinte, o guru, ao andar novamente pela rua, tropeça em uma coisa e fala: "O que é isso?". E um sem-teto fala: "Você está louco? Estou dormindo aqui na rua, você não olha por onde pisa, não? Você é cego?". Só que, quando o guru observa com atenção, percebe que essa pessoa é o filho dele. Ele pensa: "*Meu* filho dormindo no meio da rua? E me xingando?". É uma situação totalmente diferente.

No terceiro dia, o guru está andando na rua acompanhado de seus discípulos. Ele, mais uma vez, tropeça em algo, olha para o chão e percebe que se trata de uma pessoa em situação de rua, que, mais uma vez, lhe diz: "Você está louco? Você não olha por onde anda? Você é cego?". E o guru responde: "Uma pessoa que eu não conheço me xingando, ainda mais na frente dos *meus* discípulos? Que absurdo!".

No quarto dia, o guru, ao andar novamente com todos os seus discípulos, mais uma vez tropeça em alguma coisa, olha para o chão e uma pessoa em situação de rua grita: "Você está louco? Você não olha por onde anda? Você está cego?". Ao observar com cuidado, percebe que é o filho dele. "Que situação horrível! O *meu* filho no meio da rua *me* xingando na frente dos *meus* discípulos?"

Essas quatro situações contam a mesma história: uma pessoa que anda pela rua e tropeça em outra. Mas você percebe como elas

A VIDA EM ALTA DEFINIÇÃO

também são completamente diferentes. Até não conhecer a pessoa em situação de rua, a sensação do xingamento era uma. Ao conhecer, era outra. Quando ele reconheceu a pessoa em situação de rua como sendo o próprio filho e o episódio aconteceu na frente de outras pessoas que o tinham em uma posição especial, ficou tudo mais dramático ainda. O fato não mudou, mas o que foi então? A quantidade de camadas de posse. Ele é o *meu* filho. Eles são os *meus* discípulos. É o tal do *meu* – e nós confundimos frequentemente "é meu" com "diz respeito a mim". Quanto mais camadas de "meu", mais camadas de identificação e de sofrimento.

E o Charaka fala que o apego, a relação com essas posses e com esses "meus" estão na base do problema mesmo. E a desidentificação, você entender o fato que ele é seu filho, não tem nada a ver com o "eu", porque o "meu" e o "eu" são duas coisas diferentes. O "meu", inclusive, é uma coisa que o "eu" observa.

Desapego é uma palavra muito mal compreendida. Percebo que na nossa cultura a ideia de estar desapegado é ruim. Se alguém o encontrar no cinema sozinho no sábado à noite e perguntar: "Cadê a sua namorada?" e você tranquilamente responder que não sabe, na hora a pessoa já vai achar tudo muito estranho e o chamar de desapegado, o que não vai ser um elogio.

"Como assim você não sabe onde ela está, o que ela está fazendo, com quem está? Ela pode estar com outra pessoa." Na nossa cultura, desapego muitas vezes significa desinteresse. Ser desapegado significa ser descompromissado. Não é esse o sentido da palavra *nivrtti* (desapego) segundo os textos clássicos do Ayurveda, mas sim que a pessoa sabe exatamente o que ela é e o que não é. Então, o que você não é – por exemplo, o que a sua namorada estiver fazendo – não gera sofrimento. Se você pegar uma realidade e a transformar em você, aí você sofre.

Existe outra história budista que diz assim: imagine que você está dentro de casa e ouve uma batida na porta. Ao atender à porta, vê que, além de ser uma pessoa que você nunca viu na vida, ela começa a gritar na sua cara. Essa pessoa o xinga de tudo que é nome durante um minuto sem parar. Você entra em casa, chocado, olha para a sua companheira e fala: "Amor, você não tem noção do que acabou de acontecer. Acabaram de bater na porta, era um sujeito louco, e ele falou que eu era isso, que eu era aquilo, que a minha mãe era isso, que o meu pai era aquilo, que eu sou filho disso, que eu sou filho daquilo". Você e ela ficam surpresos.

Aí sua filha chega em casa no fim do dia e você fala: "Filha, você não tem noção do que aconteceu hoje. Um cara bateu aqui na porta hoje e falou que eu era isso, que eu era aquilo, que a minha mãe era isso, que o meu pai era aquilo, que eu sou filho disso, que eu sou filho daquilo". Não bastasse repetir a história toda, ainda completa: "Não sei o que eu fiz para merecer esse tratamento. Nem sei quem ele era, nem o conheço de lugar nenhum".

No dia seguinte, ao chegar ao trabalho, fala: "Gente, vocês não vão acreditar no que me aconteceu ontem", e conta tudo de novo. Um ano depois, você celebra o aniversário daquela data: "Um ano atrás, um louco bateu aqui na porta e me falou que eu era isso…".

Dez anos depois, você está caminhando na rua e vê quem mesmo? O desgraçado. E o primeiro pensamento é: "Finalmente vou poder dizer para ele tudo que eu penso dele também. Eu estou há dez anos aqui pensando e agora tenho a resposta perfeita para esse desgraçado". Mas você não sabe nem se o sujeito está trabalhando há dez anos na Cruz Vermelha, salvando vidas na Síria, se estava doente naquele dia. Você não sabe. O que você sabe é que ele o xingou durante um minuto. Ele é responsável por aquele um minuto. Sobre isso, não temos dúvidas. Mas quem multiplicou aquele minuto e o transformou em dez anos de sofrimento? A sua mente, que, no momento que você fechou a porta e entrou para dentro de casa, repetiu o sofrimento naquele dia, no dia seguinte, um mês depois, comemorou o aniversário do sofrimento e continuou a contar a história de novo. Nesses momentos, você deu ainda mais força para esse evento ruim, perpetuou essa injustiça e aumentou o seu sofrimento.

Buda falava que, quando uma pessoa vem à sua casa e lhe oferece um presente, se você não o aceitar, quem fica com ele? Quem fica com o presente é a pessoa. Se você disser que não quer esse presente e fechar a porta, quem vai carregar o presente? Quem o trouxe. Mas, e se você aceitar o presente? Se você o aceitar, ele será seu. No momento que a pessoa vem para cima de você com uma série de problemas, de sofrimentos, de demandas e de xingamentos, isso tudo só passa a fazer parte da sua vida e a gerar sofrimento no exato momento que você aceita esse presente. Você coloca isso dentro do seu universo de "meu". E essa conexão com o "meu", como já vimos, gera sofrimento.

Por isso que eles falam que o caminho para a libertação passa pelo desapego. Saber o que é seu e o que não é seu, o que é você e o que não é você, o que é efêmero e o que não, o que é eterno e o que não é está na base da saúde humana.[40] O Charaka ainda vai além e sugere que todas as doenças começam da percepção que a pessoa tem da realidade. Você deve estar se perguntando se isso vale para todas as doenças mesmo? Todas, diz o Charaka. Isso é um ponto até bastante controverso dentro do Ayurveda, que faz com que as pessoas discutam um bocado. Mas então os tratamentos físicos são todos inúteis? Eu não vou fazer um *panchakarma*[41] já que a minha mente é que cria tudo? Claro que você ainda precisa do tratamento, mas a verdade é que não adianta você tomar todos os remédios e fazer todos os *panchakarmas* do mundo se a sua percepção da realidade estiver equivocada.

Quantos sofrimentos que carregamos têm exatamente a ver com presentes que alguém nos deu, que nem pedimos, nem queríamos, mas aceitamos e passamos a carregar? E aí você lida com esses presentes como se eles fossem inevitáveis. Principalmente se você se identificar com eles. Por exemplo, se você acha que realmente é burro e alguém fala: "Você é muito burro", isso dói em um lugar de reconhecimento. Agora, se alguém o xinga: "Você é verde". Bom, você obviamente não é verde. É um xingamento bobo, que não serve para nada, porque em momento nenhum ele vai grudar em você, percebe?

Por isso que muitas vezes a gente tem dificuldade em lidar com a família. Quantas vezes você não fica com raiva porque seus pais

---

40 *Charaka Samhita*, no *Sharirasthana* 1:99.

41 Procedimento de desintoxicação do corpo realizado em ambiente hospitalar.

sabem exatamente o que falar para o tirar do sério? É óbvio que eles sabem, pois foram eles que educaram você. Às vezes essa pessoa é a sua esposa, e claro que ela sabe o que dizer, ela o conhece bem. Mas não é culpa dela se você saiu do sério, mas da sua relação com o que ela falou. Sabendo que você é muito inseguro com relação a envelhecer, ela virou e disse: "E, aí, grisalho?". Que insensível, ela bem sabe que você não gosta dos seus cabelos, que você não queria ter cabelos brancos. Falou exatamente o que o incomoda.

É óbvio que ela foi insensível, mas por que você tem uma relação com essa afirmação a ponto de o tocar? Existe aí apego, identificação. Existe uma sensação de que o seu cabelo deveria ser preto para sempre, por exemplo. Mas a essência dos cabelos é permanente ou é impermanente? A cor do cabelo é permanente ou impermanente? E essa investigação, se feita com carinho, o coloca no lugar de observação. Você nunca brigaria com alguém que fala: "Ô brasileiro! Você é muito brasileiro, hein?". Porque bem... você é mesmo, e não tem problema nenhum com isso. O apego deriva dessa confusão entre o que você é e o que não é. Essa é a base do nosso sofrimento.

COMO TRABALHAR O SILÊNCIO

Não existe uma técnica de meditação específica, nem uma melhor do que a outra, recomendada nos Samhitas ayurvédicos. Técnica de meditação é como um carro, que, por sua vez, é um instrumento ao qual você pode adquirir apego. E aí você compra um e fala: "Ferrari é o melhor carro que tem". E vai ter sempre alguém que discorda disso, dizendo que a Maserati, sim, é o melhor. Depois vem um terceiro e fala que, na verdade, Porsche é o melhor carro. Mas carro é um instrumento. Ele serve para o levar do ponto A até o ponto B. Se você criar um apego, uma identidade em relação ao instrumento, tem uma grande probabilidade de dar tudo errado, porque você se esquece da sua jornada e foca no veículo.

Qualquer técnica de meditação é só uma técnica que você precisa aprender, praticar e se despegar dela, assim como com qualquer outro aprendizado. Quando você começa a aprender piano, lhe são ensinadas técnicas diferentes. Você aprende, por exemplo, a ganhar velocidade usando o método de Czerny e aprende complexidade gradativamente estudando *Mikrokosmos*, de Bartók. Mas você não fica estudando Bartók para sempre nem precisa ser discípulo de Czerny para o resto da sua vida. Primeiro você aprende a ter velocidade nos dedos, depois a tocar piano bem e segue adiante. Só tome cuidado para não se prender ao método, pois ele pode virar um dogma, uma seita, e o aprisionar mais do que libertar.

Em última análise, essas técnicas de observação têm que levar você a um lugar de libertação, e não de aprisionamento. Buda não ensinou um monte de técnicas para você ser discípulo dele. Jesus não realizou milagres nem ensinou seus discípulos porque queria ter um monte de seguidores cristãos. A ideia não é essa, pelo menos não é isso que está escrito em nenhum texto sagrado. A ideia não é aprisionar os estudantes ou, num linguajar mais moderno, ter um monte de seguidores. Ao contrário disso, é normalmente mostrar para os estudantes um caminho para a sua libertação e para a sua saúde. E libertar os seguidores significa libertar os seguidores do próprio guru, do próprio professor, do próprio "mestre". A ideia não é que você siga um método de meditação, mas que aprenda, aplique, cumpra a função do método de meditação e aí seja feliz para o resto da sua vida. O objetivo aqui é felicidade, e não discipulado.

VOCÊ É SILÊNCIO

Muitas vezes as pessoas me falam que não conseguem ficar cinco minutos sequer em silêncio, o que para mim é muito interessante, porque ficar em silêncio não é algo que você precise fazer. O silêncio não é uma atividade, mas a ausência dela. Você não faz silêncio, silêncio é a ausência de fazer. Silêncio é aquilo que você já era antes de começar

"O CAMINHO PARA A LIBERTAÇÃO PASSA PELO DESAPEGO."

A VIDA EM ALTA DEFINIÇÃO

a fazer alguma coisa. Então, "fazer" silêncio é uma compreensão equivocada do que você está fazendo quando fica em silêncio. Como eu digo às vezes para os alunos: você não coloca uma camada de silêncio em cima da fala para fazer silêncio, mas tira a camada de fala.

O silêncio não só estava como sempre esteve ali. Quando você quer que o rádio fique em silêncio, você não o muda para a estação do silêncio, mas simplesmente desliga o rádio. O silêncio já estava ali. Quando você liga o rádio, as ondas de rádio, a música, pairam por cima da camada de silêncio. Quando você desliga o rádio, você remove a camada de música e o silêncio continua ali. O silêncio nunca saiu dali. O silêncio é o estado de natureza da sua mente, é o seu estado de natureza, é de onde você veio. No momento que você interrompe a atividade, percebe o que estava ali mesmo quando havia atividade.

Para fazer silêncio, você desfaz o ruído. Você sempre está e é silêncio. Nós fazemos barulho, fazemos música, conversa, distração – mas nós somos o silêncio. O silêncio é a base, a tela em branco. Quando um pintor aplica tinta a óleo em cima da tela em branco, ele não remove a tela em branco. O branco está ali ainda. Se você passar um removedor de tinta, o que aparece? O branco. O silêncio é a camada mais interior, mais básica, de tudo que você sempre é e sempre foi o tempo inteiro. A verdade é que não tem como você não estar em silêncio. Aí você pensa: "Nossa, é muito difícil fazer silêncio". Desapegue-se dessa ideia, porque não é difícil. O difícil é você não fazer. Isso que a gente vive fazendo a vida toda, que exige tanto esforço para acontecer. Como você é silêncio, para você não fazer silêncio você tem que estar o tempo todo fazendo alguma outra coisa.

A ansiedade, por exemplo, é extremamente exaustiva para quem a tem, porque você está o tempo inteiro fazendo alguma coisa, o tempo inteiro criando uma camada de movimento. Na verdade, você é o tempo inteiro o silêncio embaixo daquela camada. É só ficar quieto tempo o suficiente para conseguir ver isso. E, quando você começa a ver, não dá para "desver". O silêncio não é uma prática, o silêncio é o que você é.

Se você não sabe por onde começar, eu posso ajudar: o seu dever de casa, a partir de agora, é simplesmente fazer dez minutos de silêncio todos os dias. A meditação guiada é bastante útil, mas não é esse o seu dever de casa, mas sim fazer, todos os dias, dez minutos de silêncio. Silêncio significa que você não está repetindo mantra, não está visualizando nada. Silêncio significa que você não está vendo televisão, você não está lendo, não tem celular, não tem distração, não tem nada acontecendo. Espero que você simplesmente sinta e observe. Se você acha que não tem nada acontecendo, quando começar a observar com cuidado, com carinho, vai ver a quantidade de coisas que estão debaixo dessa superfície, da primeira camada de atenção que a gente carrega normalmente no nosso dia a dia. Encare dez minutos de silêncio: não é meditação guiada, não é prática espiritual, não é devoção para nada nem ninguém. Não tem nada de errado com nenhuma dessas práticas, simplesmente não é o que eu estou propondo aqui. É você reencontrar aquilo que observa, que, na verdade, nunca foi embora.

PERGUNTAS PARA FAZER SOBRE O SILÊNCIO NA SUA VIDA

- Eu sofro pelas coisas que são minhas?
- Existe muito barulho na minha vida?
- Eu percebo quando estou conversando comigo mesmo dentro da minha cabeça?
- Existem momentos que eu "acordo" e me dou conta que estive conversando comigo na última hora? Ou até mais?
- Quanto tempo eu consigo ficar em silêncio?
- Quando eu fiz um tempo de silêncio, o que aconteceu? Como foi esse processo?
- Eu consigo olhar para meus pensamentos e deixá-los passarem, como nuvens no céu?

CAPÍTULO 12

Saúde é liberdade

*"Devemos ser livres não porque reivindicamos
a liberdade, mas porque a praticamos."*
William Faulkner, *Ensaios, Discursos e Cartas Públicas* (1965)

Em primeiro lugar, meus parabéns! Chegamos juntos ao fim da jornada deste livro contando histórias, aprendendo termos novos, refletindo sobre saúde e sobre os hábitos que, muitas vezes, ninguém questiona. Se você está aqui nesta página, fico muito feliz, porque rever o jeito que você vive há décadas não é fácil, e muitas vezes você deve ter resistido ao desejo de largar a leitura. Obrigado, caro leitor e leitora, por estar comigo até aqui, de coração. O caminho fica mais fácil quando caminhamos juntos.

A sensação que fica é que passei os últimos dois capítulos falando sobre como quem é responsável por reproduzir o sofrimento na sua vida é só você – mas a verdade é que falamos disso durante o livro todo.

E talvez a lição mais importante daqui para a frente seja não deixar o que você viveu no passado – que nos ensina muito, mas também carrega uma versão de nós que não existe mais – interferir nas suas decisões presentes. E, em geral, as pessoas decidem se suas experiências do passado são boas ou ruins, e daí as carregam como uma identidade, que se estende para tudo o que vão fazer.

Por exemplo, você pode decidir que, porque uma vez comeu beterraba na infância e ela lhe deu azia, agora você odeia beterraba. Já faz trinta e cinco anos que isso aconteceu e você continua odiando beterraba. E às vezes vai até mais longe: você odeia até quem adora beterraba. E tudo por causa de uma imagem que ficou cristalizada na sua cabeça, de aversão, desde a infância. Aí um dia você fala: vou experimentar esta beterraba aqui. Você põe na boca e... nossa, que doce... é meio gostoso... não, é muito gostoso. E uma vida inteira de ódio à beterraba foi por água abaixo.

Todas as identidades que você carrega são construídas por meio da memória. Como alguém que uma vez caiu do cavalo e agora entra em pânico só de pensar em cavalgar de novo, mesmo sabendo que não vai subir no mesmo animal e que você também não é mais a mesma pessoa. Acontece que, quando alguém sofre um acidente, aprende muito, e fica ainda menos propenso a cair de novo. Então a probabilidade de sofrer esse acidente de novo é menor. Provavelmente, essa pessoa está ainda melhor para andar de cavalo depois da queda.

Se você parar de andar de bicicleta toda vez que cair, vai cair uma vez e nunca mais vai andar nela. Se alguém desistisse de andar na primeira vez que caísse no chão, nenhum ser humano andaria. Quantas vezes uma criança precisa cair para que seus pais determinem que, realmente, ela não nasceu para andar? Se essa pergunta parece loucura para você, é porque é mesmo. O seu filho vai tentar e vai cair até andar. Você não tem dúvida a respeito disso, pois sabe que ele vai aprender mais cedo ou mais tarde. O que ele precisa fazer para aprender? Ele precisa cair. Porque ele vai se levantar, vai errar o eixo da gravidade e vai cair. Vai se levantar, vai errar o eixo da gravidade e vai cair de novo. Vai se levantar, vai acertar o eixo da gravidade, mas, logo em seguida, vai errar de novo e vai cair. Isso pode demorar tanto dois quanto seis anos, mas você não vai desistir dele.

Mas por que então você desiste de si mesmo o tempo inteiro com base em coisas que aconteceram no passado e já decide, na primeira tentativa que sofre um contratempo, que ele serviu para lhe mostrar que fazer aquilo não é mais para você, que aquilo não serve? A aversão vira identidade, e acabou. E o ser humano não é bem um animal que raciocina estatisticamente. A gente não para nem para pensar que grande parte das coisas tem mais da metade de chance de dar certo. Então, se já deu errado uma vez, provavelmente as estatísticas estavam do seu lado. O segredo é insistir.

Eu, por exemplo, desde criança sempre tive medo de altura, e o meu jeito de lidar com ele foi escalar, andar de avião, me colocar nessa situação de desconforto e observar. Foi necessário fazer o que eu precisava para encarar essa situação e falar: vamos ver o que vai acontecer com essa altura aqui. Por que desistiria de viver um monte de coisas que envolviam altura só porque eu tinha medo? Eu fui tentando até o medo passar, até a sensação de que o mundo ia acabar se dissolver aos poucos.

Então a primeira coisa é: não desista de estabelecer os novos hábitos que você tem em mente. Muito menos porque sua memória está fazendo uma previsão negativa sobre você. Porque ela fica falando "mas da última vez você se matriculou em um ano de academia e foi só por três dias". Entenda que você cai e se levanta para cair de novo. Dessa vez, vai ser outra academia, vai ser outro movimento, você é outra pessoa. E lembre-se: você não é a sua mente, as suas ideias. Mesmo se você não conseguiu acordar cedo naquele dia, se faltou ao treino, se bebeu demais, se comeu algo que não faz bem só porque queria muito. Não desista da vida que você vislumbrou, com saúde, sem dores, com movimento, com um sono delicioso. Não desista de você. Sempre dá para voltar para todos os seus planos. A mente toda hora dá sentenças inteiras sobre quem você é e sobre o que pode e o que não pode fazer, basta você combater ativamente e ponderar esses impulsos. As camadas de identidade que fazem com que você sofra são as de identidade do passado.

Então, se pelo menos for julgar o presente com base no passado, você também deveria, por uma questão de justiça, ponderar o outro lado da moeda. Tem uma chance de eu, depois de superar o medo de altura, andar de avião e ele cair? Tem. Tem uma chance também de ele não cair? Tem – ainda maior. O justo é dar a chance do que vai acontecer para os dois lados. Tem uma chance de você, por ter faltado às aulas de natação, nunca aprender a nadar? Tem. Mas, por outro lado, também tem uma chance de a natação virar o seu esporte preferido e daqui a um ano você fazer uma travessia em mar aberto.

Aceitar que existem possibilidades para além do que vivemos nos previne de criar pontos cegos na nossa compreensão, de achar que só vai acontecer aquilo que você já sabe ou que você tem medo do que aconteça. A única realidade que existe é a que você leu, que viu. E nós sempre achamos que estamos certos. Abrir a possibilidade de que talvez você esteja errado na sua análise é o primeiro passo para se libertar.

Se você está em uma situação que tem certeza de que vai dar problema, é óbvio que a sua certeza vai gerar ansiedade, depressão, pânico e uma série de outras coisas. E, no fim da história, a sua certeza se concretizou? Não. O fato de você não ter morrido orientou alguma coisa dentro da sua percepção de medo? Porque deveria. Existe um aprendizado entre a aflição que você sentiu e o que de fato se concretizou.

Não crie prisões da memória, uma prisão de *smriti*. *Dhi*, *buddhi* e *smriti* são as três funções da mente. *Dhi* é o discernimento. *Buddhi* é a sua capacidade de conectar ideias, de raciocinar logicamente. *Smriti* é a memória. São as referências que você usa para chegar às suas conclusões do presente. É muito importante ter memórias, mas você tem que tomar cuidado para não virar refém delas. Como a mente não é um instrumento perfeito de cognição da realidade, ela depende dos órgãos dos sentidos para isso, que, por sua vez, são limitados por natureza. Como você tem órgãos limitados, a sua percepção da realidade também o é, assim como sua conclusão da realidade, o apego, a aversão e o desejo que você gera a partir disso. Lembre-se de que a mente depende das suas faculdades sensoriais.

PERGUNTAS PARA A PRÓXIMA FASE DA SUA VIDA

Vamos para o nosso último exercício. Na próxima página, preparei uma tabela para você. Você pode tirar cópia dessa página para fazer outras vezes ou, se preferir, pode copiar isso em outro papel. Temos duas colunas e dez linhas em branco. Na primeira coluna, quero que você liste, com base em tudo que aprendemos juntos até aqui, dez coisas que não são mais aceitáveis na sua vida a partir de hoje. Com base em tudo que conversamos até agora, com base na alimentação, no sono, no movimento, quero que você anote dez coisas que você faz, que são presentes na sua vida, mas que você sente que não deveria mais tolerar, não deveria mais aceitar.

Um exemplo bom é pensar em algum hábito que você tem dificuldade em largar. Como quando um paciente me diz que é viciado em café. Você precisa, internamente, estabelecer que esse vício não é mais aceitável a partir de hoje. Você sabe que lhe faz mal, que pode bagunçar o seu sono, que seu corpo não lida bem com essa bebida. Resumindo: esse consumo não é mais aceitável.

A segunda lista são dez coisas que não são negociáveis a partir de hoje, coisas que você ainda não faz, mas que não vai mais deixar de fazer. Essa segunda lista elabora os seus aprendizados com este livro que você quer incorporar à sua vida.

Ela fala sobre coisas que você quer e não vai negociar, não vai aceitar menos do que isso. É uma coisa que não existe ainda, que não é presente na sua vida, mas que vai incluir a partir de hoje. Se, quando falamos sobre movimento, você realmente percebeu que quer ter mais mobilidade na sua vida, coloque isso como uma coisa não negociável a partir de hoje, estipulando que todo dia vai fazer um pouco de movimento, por exemplo.

10 coisas que não são mais aceitáveis	10 coisas não negociáveis
1.	1.
2.	2.
3.	3.
4.	4.
5.	5.
6.	6.
7.	7.
8.	8.
9.	9.
10.	10.

COMO SER FELIZ DE ACORDO COM O AYURVEDA

Algo repetido em diversos textos do Ayurveda são as recomendações para uma vida saudável: cuidado com a indulgência em alimentos, fazer atividades apropriadas diariamente, realizar todas as atividades de forma cuidadosa, considerar suas qualidades positivas e negativas, não ficar muito apegado a prazeres sensoriais, doar para os necessitados, tratar todos os seres com a mesma compaixão, seguir o caminho da verdade, perdoar os erros dos outros e manter a companhia de pessoas boas, sábias. Assim como não buscar objetos impossíveis de conseguir, não ignorar os objetos que estão disponíveis, manter o controle sobre os órgãos dos sentidos – tudo isso deixa a pessoa livre de doenças, a menos que o contrário seja a vontade dos deuses.

Os Samhitas são tão completos que deixaram até uma listinha para você, uma checklist, que começa com indulgência em alimentos e atividades apropriadas diariamente. Ele não deixa nenhum dia do "lixo" rolar aqui nem dá uma folguinha no domingo, afinal o seu organismo precisa funcionar nesse dia também. Se, por dois dias na semana, você não come direito ("só no fim de semana"), são dois dias na semana que contribuem para você não estar totalmente saudável. Em uma semana de sete dias, isso é quase um terço da semana. Já pensou nisso? É muito tempo!

Realizar as atividades de forma cuidadosa, considerando suas qualidades positivas e negativas, é usar a função do discernimento (*dhi*). E no Ashtanga Hrdayam também, no *Sutrasthana* capítulo 2, dá uma lição preciosa sobre a felicidade: "Aquele que constantemente examina como seus dias e noites estão passando, nunca se torna vítima de sofrimento".[42] É um livro de 120 capítulos, que logo no capítulo 2 dá o resumo da história toda. Se você quer ter uma vida boa e ser saudável, não precisa ler os 100 capítulos. Se você quer ser saudável e não

---

42 *Ashtanga Hrdayam, Sutrasthana,* Capítulo 2:47.

quer ser um vaidya, só precisa ler até o capítulo 2, que já deixa tudo bastante claro para você.

A pessoa deve ser capaz de absorver o melhor no seu dia a dia, entendendo que o que determina se a sua vida é incrível é a sua percepção, a sua absorção da realidade. Isso não depende de você ter um monte de bens materiais. É interessante porque, depois de viver quase sete anos na Índia, tive a oportunidade de conviver com todo tipo de gente, de diversas classes sociais, ao trabalhar em um hospital público. Sempre fiquei abismado como a generosidade não tinha relação direta com a riqueza. A princípio, você poderia pensar que pessoas que têm mais bens seriam mais generosas, correto? Mas você sabe que isso não é necessariamente verdade. Conheci pessoas incríveis que não tinham quase nada e compartilhavam esse pouco com o coração aberto e com a generosidade esperada de alguém que vive em abundância. Sempre me emociona ver como a mentalidade de abundância depende mais da sua perspectiva sobre a vida do que da quantidade de dinheiro na sua conta bancária.

Segundo o Ashtanga Hrdayam, você pode tirar o máximo, mesmo de uma vida com poucos bens materiais. E, principalmente, mantendo a consciência da sua finitude. No caso, esse e outros textos clássicos indicam uma observância constante da realidade da morte. A consciência da morte é muito importante, de acordo com os Samhitas. E a tomada de consciência da morte é um procedimento diário igualmente muito importante para a maioria das tradições religiosas. Você pode meditar sobre a morte todos os dias se quiser.

Olhe que interessante: na Índia, é normal o filho mais velho acender a pira crematória do pai. Quer dizer, quando o pai morre, o costume hinduísta é cremar o corpo, mas isso não acontece em um forno escondido, mas à beira de um rio com todo mundo assistindo a esse momento. O corpo é coberto por um pano e deitado sobre uma pira funerária e um membro da família, tradicionalmente o filho mais velho, vai até lá e acende o fogo. Imagino que no Brasil isso seria inaceitável, porque a nossa relação com a morte é muito distante. Lembro-me de quando o meu tio faleceu e minha família se dirigiu ao cemitério para que ele fosse enterrado. No jazigo, o corpo da minha bisa Sofia estava lá ainda. Quer dizer, os restos mortais ainda estavam lá, pois ela tinha falecido havia algumas décadas.

Então alguém teve que tirar os restos da bisa de lá e os botar em uma caixinha para dar espaço para o corpo do meu tio entrar. E ninguém da minha família ficou confortável em fazer isso. Foi complicado confrontar a realidade de que a minha bisa, que tinha morrido trinta anos antes, estava morta. E aí fui eu, o bisneto, tirar a minha bisa com o coveiro. E, como adoro essas coisas, achei muito lindinho, porque estavam lá os ossinhos todos bonitinhos, além de um terço, com o qual a minha bisa havia sido enterrada, entre as suas mãos.

No fim das contas, minha mãe chegou pertinho, chorou muito vendo os restos de sua avozinha tão querida, e então passamos os restos da bisa para uma caixa, que foi colocada junto de meus outros ancestrais. Foi um momento forte que me fez lembrar bem da minha finitude, de que aquele também seria meu destino um dia. Lembrar que somos finitos não contradiz a ideia de luto, por exemplo. Ter um contato mais honesto com a morte não significa que você não vai sofrer. Pelo contrário. É, inclusive, honrar a vida de quem veio antes de mim, essa ancestralidade que precisa ser reverenciada, pois sem ela eu não estaria aqui agora.

Falamos muito de permanência e impermanência neste livro. A sua capacidade de lidar tanto com uma quanto com a outra está diretamente conectada com a sua saúde mental e com a sua percepção adequada da realidade. A vida de uma pessoa que é agraciada com saúde, riquezas, estudo e prática de atos benevolentes e longevidade é conhecida como uma vida feliz (*sukhayu*). Essa vida também é chamada de *hita* (saudável) ao passo que uma vida com características opostas a estas não é adequada, não é saudável, não é feliz.

O Charaka Samhita, no seu primeiro capítulo, tem uma frase que explica o que é o Ayurveda, cujo objeto de estudo são basicamente quatro aspectos da vida humana:

"ABRIR A POSSIBILIDADE DE QUE TALVEZ VOCÊ ESTEJA ERRADO NA SUA ANÁLISE É O PRIMEIRO PASSO PARA SE LIBERTAR."

1. *Hita*, que é a saúde;
2. *Ahita*, que é o contrário disso, a doença;
3. *Sukha*, que é a felicidade;
4. *Duhkha*, que é o sofrimento.

Esse é o nosso recorte de pesquisa e de estudo no Ayurveda. Buscamos entender o que gera saúde, doença, felicidade e sofrimento para os seres humanos. Dependendo da qualidade dos seus atos, da sua alimentação, do seu movimento, do seu sono e do seu silêncio, a sua vida vai demonstrar esses aspectos.

MINHA ÚLTIMA HISTÓRIA (POR ENQUANTO)

Tem uma história budista que diz o seguinte: era uma vez dois filhos de um rei muito poderoso da Índia que, por ocasião da morte do pai, se juntaram para fazer a partilha dos bens, cada qual ficando com metade do reinado. Para surpresa dos dois, viram que o pai, o falecido rei, havia deixado uma caixinha de presente para cada filho.

Em uma delas, havia um anel cravejado de esmeraldas, a coisa mais rica do planeta, que valia mais do que o reinado inteiro. Na outra, porém, havia um anel de prata comum, sem nada demais. Então, como o filho mais velho, de acordo com as leis, tinha direito de preferência, ele olhou para o mais novo e falou: "Desculpe, mas o anel aqui da esmeralda gigante, cheio de rubis e diamantes, é meu" e voltou para o seu reinado. Sem opção, o filho mais novo ficou com o anel de prata e foi para o dele também.

O filho mais novo sabia que o pai, por não ser um homem injusto, não deixaria um anel incrível para um filho e um sem valor para o outro. Se o pai lhe havia deixado um anel de prata, havia de ter um motivo. Nesse momento, ele pegou o anel, o inspecionou bem e viu que havia uma palavra escrita nele, uma palavra que é a mesma em sânscrito e *páli*, a língua da época de Buda: *anicca* (em sânscrito seria *anitya*), que significa transitoriedade. Foi aí que o príncipe entendeu que aquela era a última lição do pai para ele. Esse era o presente de verdade do pai. O que ele queria lhe dizer sobre essa história é que não só a vida como também a natureza da maioria das coisas é transitória, impermanente.

Ele voltou para o seu reinado e no verão, no alto da seca, quando a plantação estava uma porcaria, não havia comida para ninguém e a população toda estava passando necessidade, ele olhava para o anel e dizia: *anicca*. Isso também vai passar. Quando chegava à época de colheita, porém, era uma abundância tremenda, com todos felizes e cantando. E ele pensava: maravilhoso, está todo mundo feliz. *Anicca*. Isso também vai passar. Quando estava tudo bem, ele aproveitava o que estava bom, sabendo que aquilo ia passar. No entanto, quando estava tudo mal, ele sofria porque estava tudo ruim, mas também sabia que ia passar.

Décadas depois, os irmãos se reencontraram. Aquele que havia pegado o anel mais valioso, para surpresa do irmão mais novo, estava muito mal de vida. Foi então que este perguntou para aquele: "O que houve? Você está péssimo. Aconteceu alguma coisa nessa última década? Logo você que recebeu o anel mais valioso do reinado…". O irmão mais velho explicou que, no primeiro ano, houve uma seca tremenda igual à do reinado do irmão e, por conta de seu sofrimento ser muito grande, acabou vendendo dois rubis do anel para dar dinheiro para as pessoas comprarem comida.

No entanto, quando entrou a estação boa e teve colheita para todo mundo, ele também ficou nervoso, porque se lembrou da colheita ruim, da seca e tal, e pensou que em pouco tempo ia ter outra estação ruim. Então, gastou mais um diamante do anel para poder coletar uma parte da colheita e guardar para quem sabe, no futuro, usá-la, mas não foi o suficiente. No ano seguinte, teve uma seca ruim novamente e ele gastou mais um rubi do anel. E assim, a cada ano, ele ia ficando cada vez mais ansioso com as mudanças das estações, com medo de que algo daria errado.

O filho mais velho, por sua vez, estava muito surpreso de o irmão estar tão bem de vida, com o reinado prosperando e as pessoas felizes. Como isso aconteceu se quem possuía o anel milionário era ele? Como o irmão mais novo havia sobrevivido a todas essas calamidades com menos dinheiro e, por fim, acabou ficando melhor? E o mais novo respondeu: "Eu estou bem porque a lição do rei, nosso pai, foi *anicca*. Então na hora que ficou tudo mal, em vez de eu me desesperar eu pensei: *isso vai passar alguma hora. É ruim, mas daqui a pouco passa*. E eu promovia a união do meu povo e mostrava que tudo aquilo ficaria bem se nos apoiássemos. Quando estava tudo bem, eu não ficava angustiado, nervoso, porque sabia que estava tudo bem naquele momento, mas que aquilo também passaria. Eu simplesmente aproveitava e mostrava para o meu povo que precisávamos agradecer as bênçãos momentâneas, mas sem apego, porque tudo aquilo era transitório".

Lembra do que contei alguns capítulos atrás sobre como a percepção da realidade adequada vê as coisas do jeito que elas são? Então, você vê o transitório como transitório e o permanente como permanente. Essa história serve para quem já passou por situações complicadas (no caso, todo mundo). Precisamos lidar com nossas dificuldades mantendo a consciência de *anicca*. Vai passar. O bom e o ruim. Nessas horas de crise, existe quem reaja e decida fazer tudo que é possível para virar o jogo e tem o pessoal que se afoga na sofrência. Muita gente "empaca" diante do sofrimento, naqueles momentos da vida que não vemos saída e daí ficamos reféns desse sofrimento, porque para todos os lados que olhamos parece que tudo é ruim.

Lembra-se de como este livro começou? Queria que voltássemos lá juntos agora. Sente-se comigo, naquele chão sujo, no meu quartinho em Jamnagar. Nos primeiros meses que cheguei à Índia para estudar, sem ao menos ter ido àquele lugar antes, eu olhava e me perguntava: *O que eu fiz com a minha vida? Será que eu fiquei louco? Será que é isso que as pessoas que são muito loucas fazem? Será que eu estou precisando procurar um psiquiatra?*

Eu ia para a faculdade, no interior da Índia, onde tudo era precário e eu perguntava o tempo todo se estava fazendo a coisa certa. Até que um dia me lembro de virar uma chave na minha cabeça e pensar: *Cara, eu vou ficar aqui sofrendo? Eu vou ficar aqui seis, sete anos nessa sofrência? Achando tudo uma porcaria?* E parece que naquele momento eu decidi, não sei o que houve (e adoraria poder lhe dar uma fórmula para isso, mas não tenho), mas decidi virar aquela chave na minha cabeça. Ou eu ficava ali e aprendia a gostar dali, ou eu ia embora. Porque seis anos de reclamação não dá. A minha vida ia ser uma tragédia grega.

Quando essa chave virou, peguei um bloquinho de notas autoadesivas que eu tinha e comecei a colá-las em vários lugares do meu quarto, as quais ficaram lá até o dia em que fui embora, quase sete anos depois. Uma delas estava na porta da minha casa, que dizia assim: "Sorria, você tem uma casa". Porque, quando eu chegava em casa, pensava que antes morava em Ipanema, perto da praia, e agora estava ali todo empoeirado em Jamnagar. Minha mãe me mandava fotos da beira da praia, meus amigos postavam fotos de dias ensolarados no Rio de Janeiro, e eu pensava: *Eu poderia estar na praia agora, mas estou aqui, no interior da Índia, com esse barulho todo e essa poeira que não acaba.* E aí eu falei: "Quer saber? Eu tenho uma casa aqui. Eu vivo em segurança. Estou reclamando do quê? Eu tenho que agradecer que eu moro aqui".

Aí colei na porta da minha geladeira: "Você tem comida. Agradeça". Porque, no primeiro momento, eu pensava: *Poxa, mas a comida aqui, o vegetal não é orgânico, é tudo meio poluído, eles usam muito agrotóxico.* Mais sofrência. Até que um dia falei: "Quer saber? Eu tenho comida. Eu vou ficar comparando a minha comida daqui com a do produtor orgânico de Petrópolis? Não. Eu vou comer e agradecer o que tem aqui". E aí comecei não só a colar notas adesivas feito um doido pela casa inteira como também a realmente agradecer.

Eu tinha cansado de sofrer. Se eu ia ficar, precisava aproveitar aquele momento. Eu precisava me lembrar da minha sorte de estar lá cursando a faculdade de medicina. Eu precisava valorizar a minha realidade ou então eu teria que fazer outra coisa da minha vida. E como você age quando está nessas situações difíceis? Como você faz para ter força para melhorar? Para sair da sofrência, para enxergar o caminho mais claramente?

Acho importante falarmos disso porque é difícil entender que, muitas vezes, nós é que estamos escolhendo ficar infelizes. Que estamos escolhendo viver aquele sofrimento. Aquele trabalho que eu odeio e me dá crise de ansiedade no domingo à noite. Aquela coluna que dói o dia inteiro, mas que eu não tenho dinheiro para fazer fisioterapia nem tenho tempo para acompanhar uma aula de ioga pelo YouTube. Aquele relacionamento em que você não consegue mais dar um sorriso perto da pessoa, mas que a gente vai levando porque é melhor isso aqui do que ficar sozinho. Nunca é claro que ali existe uma opção, um aprendizado, um lado bom.

E eu, que não curto positividade tóxica, acredito que, quando as coisas estão ruins, devemos assumir que não estamos bem e que sofrer é normal, mas isso precisa ser algo momentâneo. Tem aquele momento que você sofre, só que em seguida é preciso perceber que entrar no sofrimento vai deixar a coisa muito pior. Porque a situação já está instalada e eu vou ter que fazer alguma coisa para melhorar isso. E eu sempre coloco na minha cabeça que é preciso melhorar, porque eu quero viver muito, eu gosto muito dessa festa aqui que chamamos de vida. E você precisa gostar também, mesmo com realismo, sabendo que nada dura para sempre e o perrengue está sempre na próxima esquina. Você *merece* gostar de estar vivo. Você *merece* ser livre de verdade.

Essa oportunidade de estar vivo é simplesmente incrível, seja qual for a sua religião ou inclinação espiritual. Mesmo que não seja fácil, e que você não esteja no lugar que queria estar, que não esteja na casa que sonhou, vale a pena entender que essa é a realidade hoje. Não como uma forma de aceitação passiva, mas como forma de tomar o controle da sua realidade e da sua presença. E, com essa consciência, você pode dar passos para transformar a sua vida em algo incrível, mais próximo do que você quer.

Demorei para entender, mas, ao olhar para trás, a motivação para ter passado quase sete anos na Índia sempre esteve comigo. Estava até na criança que eu fui na fase dos "porquês". Eu tinha um tio (o mesmo do dia do enterro que contei antes) que me falava que eu o pegava pela mão, mostrava a formiguinha para ele e aí começava a fazer uma verdadeira sabatina: "Por que a formiguinha é assim?", entre outras perguntas aleatórias sobre a natureza.

Quando alguém perguntava para essa mesma criança o que ela queria ser quando crescesse, conta a lenda que eu falava que queria ajudar as pessoas. Eu nem me lembro, na verdade, dessa história. Mas ela foi contada tantas vezes que é uma memória que se fixou na minha formação. Sabe quando alguém lhe conta alguma coisa tantas vezes que você acha que a memória é sua? Pois bem. Esse impulso de ajudar depois me levou a querer fazer medicina e se desdobrou nessa história toda que agora você conhece melhor. Hoje, fico feliz de não ter desistido daquela situação. Fico feliz de ter insistido em mim, em quem eu, no fundo, sempre fui. Fico feliz de ter insistido naquela realidade que eu me empenhei para transformar, assim como acredito que você é capaz de transformar a sua.

Aliás, nunca duvide da sua capacidade de transformar a realidade. Pense só: por quantas transformações você passou quando a pandemia de covid-19 se espalhou pelo mundo? Quantas habilidades você aprendeu? Desde montar uma escola improvisada em casa para os seus filhos até transformar a sua sala em um escritório ou desde fazer atividade física pela internet até assistir às centenas de lives que eu fazia do Projeto 0800 todos os dias nas redes sociais. Foi um desafio atrás do outro, mas você o encarou e transformou sua vida inteira. Eu tive que transformar toda a maneira como eu atendia na clínica, tendo que criar metodologias inovadoras para ensinar as pessoas de maneira digital e entender como acolhê-las mesmo assim. De início, confesso que achei que ia dar tudo muito errado. Mas depois saí da sofrência, como você também saiu, porque a verdade é que nesses momentos difíceis a gente entende do que é feito. A gente encontra a nossa resiliência de frente. A gente vai na essência do que queremos deixar como legado das nossas vidas.

Entre tantas dificuldades do dia a dia, espero que este livro ajude você a transformar a sua realidade para melhor. Porque faz parte passar pelos altos e baixos – sempre com consciência da nossa finitude, com discernimento do que somos e do que não somos. Um dia, você pode estar confortável, lendo um livro, sem nenhuma preocupação na mente. No outro, a crise pode bater, as dificuldades podem apertar, a saúde pode deixar a desejar. E, num mundo com tantos problemas como o nosso, vale lembrar que também existem infinitas possibilidades e oportunidades. Vale lembrar que nós temos a força para continuar transformando a realidade. Vale lembrar que você não precisa caminhar sozinho. E, se o momento estiver especialmente difícil, pegue um bloquinho de notas e espalhe frases em todo o canto para você lembrar:

Sorria, você tem uma casa.

Você tem comida. Agradeça.

E continue em frente, porque nós estamos juntos nessa.

USE A CÂMERA DO SEU CELULAR NO **QR CODE** AO LADO, ACESSE O SITE **VIDA VEDA** E SAIBA MAIS